SANTA MONICA PUBLIC LIBRARY

I SMP 00 2889355 4

BEING
BIOTIFUL

D1617086

PICO BRANCH
Santa Monica Public Library

OCT - - 2019

Papel certificado por el Forest Stewardship Council®

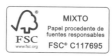

MIXTO
Papel procedente de
fuentes responsables
FSC® C117695
www.fsc.org

Primera edición: marzo de 2019
Primera reimpresión: marzo de 2019

© 2019, Chloé Sepulchre, por el texto y las fotografías
Autora representada por Silvia Bastos, S.L. Agencia literaria
© 2019, Penguin Random House Grupo Editorial, S.A.U.
Travessera de Gràcia, 47-49. 08021 Barcelona

Penguin Random House Grupo Editorial apoya la protección del *copyright*.
El *copyright* estimula la creatividad, defiende la diversidad en el ámbito de las ideas
y el conocimiento, promueve la libre expresión y favorece una cultura viva.
Gracias por comprar una edición autorizada de este libro y por respetar las leyes del *copyright*
al no reproducir, escanear ni distribuir ninguna parte de esta obra por ningún medio sin permiso.
Al hacerlo está respaldando a los autores y permitiendo que PRHGE continúe publicando libros
para todos los lectores. Diríjase a CEDRO (Centro Español de Derechos Reprográficos,
http://www.cedro.org) si necesita fotocopiar o escanear algún fragmento de esta obra.

Printed in Spain - Impreso en España

Las fotografías de las páginas 14-15 y 62-63 son de Mònica Bedmar.

Diseño: Penguin Random House Grupo Editorial / Meritxell Mateu
Maquetación: Gama, S.L.

ISBN: 978-84-17338-34-3
Depósito legal: B-2.194-2019

Impreso en Gómez Aparicio, S.A.
Casarrubuelos, Madrid

DO 38343

Penguin
Random House
Grupo Editorial

CHLOÉ SUCRÉE

BEING BIOTIFUL

Cocina en un día
tu menú semanal saludable con
el método **Batch Cooking**

Grijalbo

ÍNDICE

INTRODUCCIÓN

MI HISTORIA

Todo el mundo tiene una historia que contar acerca de su relación con la comida. Quiero compartir la mía contigo para que entiendas cómo acabé trabajando en lo que es mi pasión, la cocina saludable.

Todo comenzó cuando supe que algo de lo que comía no me estaba sentando bien. Hoy en día, hay mucha gente que, más allá de padecer alguna enfermedad autoinmune, tiene malas digestiones, con la barriga hinchada, y como consecuencia, su calidad de vida empeora, pero hace unos años nadie hablaba de inflamación intestinal; de alimentos alcalinos y ácidos; de pesticidas; de la relación entre comida, emoción, enfermedad autoinmune; de la importancia de comer más vegetales; de los procesados...

¿Qué hice? Empecé a buscar respuestas por mi cuenta. Estaba desesperada por tener un diagnóstico claro y preciso de lo que me ocurría, pero a veces, como en mi caso, hay un conjunto de factores que provocan la situación. Mi recuperación fue larga y básicamente consistió en el método prueba y error.

Siempre me he sentido atraída por la comida saludable, nunca fui una gran entusiasta del pescado ni de la carne, las chuches o la bollería. Era como si algo en mi interior me dijera que eso no era para mí.

Después de diez años de estar con una tripa que semejaba un embarazo de cuatro meses y no sentirme a gusto con mi cuerpo, empecé a probar diferentes tipos de alimentación. No sé si mi motivación vino por mi formación de psicóloga, pero sí o sí quería encontrar una solución a mi malestar.

Empecé a no consumir carne ni pescado, pero, claro, tuve que oír muchos comentarios y juicios del tipo «¿Y si te faltan proteínas?», «¿Y el calcio?», etc. En fin, la rara siempre era yo.

Pasé por muchas fases. Probé la comida cruda, la *low carb high fat* (baja en carbohidratos, alta en grasas saludables), la paleo (pero sin carne), la vegana, etc. En general, iba encontrándome mejor, pero seguía con dolores. Finalmente escuché a mi cuerpo, el que tenía olvidado, el que odiaba por no hacerme sentir bien; apliqué el sentido común y me mantuve informada, pero el camino no fue fácil.

Así, opté por una alimentación vegetariana, sencilla, y por comer cuando de verdad tenía hambre y no cuando la sociedad me lo exigía. No quiero hacer apología de las dietas milagrosas, ni de las dietas detox, que creo que son engañosas, pero sí de la importancia de escuchar a nuestro cuerpo.

Con la ayuda de una kinesióloga, que ahora considero mi amiga, y de un cambio de alimentación (y de vida), empecé a sentirme mejor, pero no fue de un día para otro, ni mucho menos. Tardé mucho tiempo hasta que pude decir que estaba en paz conmigo misma, que me despertaba y me iba a dormir sin dolor; tenía energía y, lo mejor, volvía a disfrutar comiendo. Esta kinesióloga, a la que conocí en Madrid, me ayudó, en definitiva, a eliminar los parásitos y las bacterias que tenía, a mejorar y potenciar mi sistema inmune y a trabajar sobre mis emociones. Ha sido y es un trabajo, para mí, diario.

Ahora tengo la suerte de conocer perfectamente mi cuerpo: sé lo que le sienta bien, lo que no, qué cantidad de un alimento puedo tomar para sentirme bien. Está todo en mis manos, o casi. Me encuentro bien, que es lo más importante. A veces pienso que he tenido mucha suerte, que todo ocurre por un motivo: gracias a todo este recorrido, a esta bacteria que se topó conmigo a los siete meses de gestación, me alimento de la mejor forma que creo y disfruto haciéndolo.

Estuve muchos años frustrada pensando en todo lo que no podía comer, pero a veces hay que darle la vuelta a la situación; solo tenía que centrarme en todo el abanico de posibilidades que se me abría en ese momento.

En conclusión, después es estar diez años muy mal, tardé alrededor de dos años en recuperar ese bienestar digestivo, intestinal y, cómo no, emocional que llevaba buscando toda mi vida. Cada día realizaba algún cambio para encontrarme mejor. Todo ello con mucha constancia, mucha paciencia y positividad.

Esta es mi historia y quería compartirla, porque seguro que hay alguien que puede estar experimentando lo mismo o algo parecido, se siente solo y sin recursos. Mi historia, mi vivencia, es solo una más, y únicamente espero que, si estás pasando por algo semejante, mi libro te pueda ayudar, primero, a saber que estar así no es normal y no es sinónimo de tener calidad de vida. Y segundo, que hay una solución y que vas a estar bien. Muy bien.

Creo que mi vida siempre ha estado relacionada con la comida. Todo comenzó con mi nacimiento, que debería haber sido en el mes de noviembre, pero tuvo lugar a finales de agosto y fue un relámpago. Padecía listeriosis, una infección grave. Este trastorno afecta al sistema inmune debilitándolo mucho, y los médicos no sabían la gravedad de las secuelas que podían quedarme. Recuerdo, desde pequeña, estar siempre con la tripa hinchada, con algunos eczemas, incómoda, llorona, sensible y con un sinfín de síntomas digestivos e intestinales. Así empezó mi relación con la comida, del revés, pero, como a todas las historias, si quieres, les puedes dar la vuelta.

No voy a mentir, no ha sido fácil, de ahí que quiera compartir mi experiencia, porque sé lo mal que puede sentirse uno cuando lleva toda la vida con dolores e incomprendido. Porque sé que uno se puede sentir muy abrumado cuando quiere cambiar de alimentación y no sabe por dónde empezar. Porque sé que te sentirás juzgado y perdido. Porque estar diez años con la tripa hinchada no es normal. Porque permanecer así es no tener calidad de vida. Y porque la comida tiene que ser tu aliado, fuente de bienestar y energía, no tu enemigo.

No tengo muchos recuerdos de pequeña, aparte de mis molestias digestivas constantes y de que siempre estaba decaída, retraída, sin energía... Cuando me salió un eczema, vieron que era intolerante a la lactosa. En aquellos años, no había mucha información sobre la intolerancia o la alergia al gluten o el poder curativo de la alimentación sobre el organismo, y menos sobre las enfermedades autoinmunes ni acerca de la relación de la alimentación con las emociones y con la actitud ante la vida.

A pesar de encontrarme mal en general, al mismo tiempo experimentaba mucho interés y curiosidad por la comida. No sé si será por mi relación intrínseca con ella o por lo bien que he comido siempre en casa, lo que es un factor importante. Mi madre es la reina de los platos caseros belgas o franceses bien hechos, apetecibles y reconfortantes. También es experta en preparar un plato increíble con restos: es la reina del aprovechamiento. Comida casera, bien hecha y sana en general. Mi padre, por su lado, es un experto en descubrir las últimas tendencias gastronómicas: la comida japonesa en su momento, las conservas, los fermentos, la levadura madre, las patatas violetas, y sigue siendo pionero a la hora de encontrar tendencias gastronómicas molonas. Es fan de la comida saludable con algunas excepciones, y yo siempre he conocido las nuevas tendencias gracias a él. Creo que, como resultado, haber comido siempre tan bien en casa ha hecho crecer en mí el interés por

alimentarme bien, pero sobre todo ha hecho que me preocupe por cocinar yo misma, experimentar y no tener miedo a probar cosas nuevas.

Imagino que, de alguna manera, buscaba respuestas para mí. El alimento es lo que nos da energía y debería ser sinónimo de bienestar; es como nuestra gasolina. Pero cuando ese alimento se transforma en tu enemigo, entras en un círculo vicioso.

Con ocho años, empecé a tener vitíligo, una enfermedad que consiste en la despigmentación de la piel y que se acabó extendiendo por toda la pierna derecha y un poco sobre mi barriga. El vitíligo es una enfermedad autoinmune, que de momento no tiene cura y tiene mucho que ver con las emociones. Hacia los catorce años, todos mis síntomas empeoraron. Me encontraba fatal, con muchos dolores de estómago, la tripa hinchadísima, la piel con manchas y aspecto poco saludable; tenía poca energía y me sentía muy poco a gusto con mi cuerpo. Esto duró hasta los veintitrés años. Estuve, literalmente, diez años con una barriga inflada, y lo único que los médicos podían decirme era que comía muy deprisa o bien que era nerviosa. A ver, ¿cómo no iba a estar nerviosa si comer me causaba aprensión? ¿Cómo no iba a comer rápido si quería acabar lo antes posible con ese momento que no disfrutaba? El recuerdo que solemos tener de pequeños es que nuestra madre nos amamanta y luego descubrimos que la comida tiene texturas, colores, formas y que sabe bien, pero la comida, para mí, era mi enemigo número uno y no sabía por qué.

Creo que llegué a mi punto álgido hacia los veinte años. Me hallaba en un círculo vicioso donde ya no sabía qué hacer ni qué probar; no reconocía mi propio cuerpo y no entendía mi organismo. Recuerdo haberme sentido muy sola e incomprendida porque no encontraba solución a un malestar interno que a los ojos de los demás era invisible. El dolor estaba allí, todos los días, para recordarme que algo no iba bien. No recuerdo el número de médicos que visité, pero fueron muchos; me hicieron análisis de sangre, endoscopias, colonoscopias, biopsias y ecografías, y también hice muchas visitas a urgencias pidiendo que me ingresasen para que encontraran lo que tenía.

Hasta que llegó el día que decidí vomitar, tal cual. Lo único que quería era quitarme el dolor, sentirme ligera, sentirme bien, y era lo único que me permitía controlar la situación. Fue lo único que pude hacer en esos momentos. El tema de los trastornos alimentarios es muy delicado. Las historias de quienes los padecen son miles y los tratamientos muy diferentes, pero hay algo evidente: es una clara llamada de atención hacia un malestar interno. En mi caso, yo quería expulsar de mi cuerpo lo que para mí era mi enemigo. Quería que me gustara la comida, pero esta no me sentaba bien: hiciera lo que hiciera, comiera lo que comiera, mi tripa seguía hinchada, sin poder ir al baño, y con ese dolor incesante. Estuve ingresada unos días en un centro de día para chicas con trastornos alimentarios, con la idea clara de que lo que quería era encontrar una solución a mi estado y no seguir allí.

Finalmente conocí a un médico que me dijo que era intolerante al gluten. En ese momento, lo único que yo quería era escuchar un diagnóstico, algo, algo de luz, algo a lo que agarrarme, y eso fue lo que sucedió.

Escribir este libro ha sido un reto enorme para mí, no solamente por las horas que le he dedicado, sino también porque ha supuesto abrir mi pequeño expediente a todos vosotros. De pequeña, yo era muy tímida, aunque con el tiempo creo que me he vuelto bastante sociable y abierta, pero contar mi historia, mis trastornos de la alimentación, mi búsqueda incesante por encontrarme mejor ha sido una de las mejores decisiones que he tomado. Ha sido terapéutico para mí, y además estoy convencida de que puede ayudar a personas que están pasando por una situación similar a entender mejor lo que les está sucediendo. Y que hay soluciones, que hay que buscar ayuda y, básicamente, que hay que quererse mucho. Todos los días.

VIAJES, MERCADOS Y ALIMENTOS

Os he contado mi experiencia con la comida, pero tengo muchas historias que contar sobre la cocina. He tenido la suerte de haber podido viajar y de conocer diferentes tipos de gastronomía, lo que me ha reafirmado todavía más mi pasión por la cocina saludable. En efecto, la cocina muchas veces tiene que ver con viajes, con experiencias, con nuevos sabores, con quién compartimos esa comida, en qué lugar y qué momento. O simplemente, con la historia de nuestra relación con la comida.

Estoy segura de que, si cierras los ojos y piensas en el último viaje que has hecho, recordarás algún plato en particular, un olor, una nueva especia o el momento maravilloso en el cual compartiste este plato. La comida de por sí crea recuerdos, instantes u olores que nos marcan. Tiene su propio lenguaje y une personas y culturas; aunque los ingredientes, métodos o sabores sean diferentes según donde vivamos, parece establecer una conexión especial, independientemente de dónde vengamos o el idioma que hablemos.

Mi madre es suiza y mi padre es belga; yo nací en Bélgica; he vivido en Marruecos y Barcelona, pero también en California, París, Madrid, Perú, Vietnam, para acabar viviendo hoy en Barcelona, ciudad que me encanta, y aunque sea mitad belga, mitad suiza, también me siento muy de aquí.

Empezaba este apartado contando que la comida une culturas por muy diferentes que seamos o pese a los gustos diversos que tengamos. En mi caso, el hecho de viajar me ha abierto mucho los horizontes gastronómicos. Creo que casi escojo el sitio adonde voy a ir según su gastronomía. Y vayas a donde vayas, me he dado cuenta de que la comida nos une. Llegamos a un lugar, nos invitan a comer, todos nos sentamos alrededor de la misma mesa y nos ponemos a hablar sobre la vida y las experiencias, y conocemos mejor a las personas.

De cada país donde he vivido, me llevo algo. De mi lado belga-suizo, me gusta mucho lo reconfortante y apetecible que pue-

den ser algunos platos y la estética nórdica. Me quedo con el chocolate, los preciosos pasteles y la cantidad de oferta fresca orgánica. De Marruecos, me agrada la mezcla de especias dulces y saladas. De los zocos, la oferta a granel, los dátiles o ese día que comimos en mitad del desierto mirando el cielo estrellado. De Barcelona, el gusto por comer bien con ingredientes sencillos y de mercado y las terrazas y el tapeo. De Perú, la amabilidad de los locales al hacerte probar ingredientes nuevos como la granadilla, el aguaymanto, el cacao de verdad o los granos andinos. De Vietnam, el poder beber coco joven: ¡conseguí aprender a romper uno! Vayas a donde vayas, seguro que hay algo que descubrir, alguna historia acerca de una comida. Ten los ojos bien abiertos.

Hay tantos sitios que explorar, gente maravillosa que conocer, relatos por escuchar y nuevos sabores que probar. Me encanta viajar, y cuando viajo disfruto descubriendo sus mercados y sus costumbres culinarias, probando algunas especialidades vegetarianas y, sobre todo, nuevos ingredientes. Y por eso, la comida es para mí la mejor manera de volver a conectar con todas experiencias e historias vividas. Y regresar a casa y vivirlas con mi familia. Quizá en mis recetas veas algunas influencias de los países donde residí.

MI FILOSOFÍA DE ALIMENTACIÓN

MI EXPERIENCIA

Me encanta comer bien y disfruto mucho cocinando, pero no siempre fue así. Según mi experiencia, es posible cambiar los hábitos de alimentación a unos más saludables de forma fácil; sin embargo, antes de explicarte cómo puedes conseguirlo, tienes que saber primero cuál es mi filosofía de la alimentación.

Es simple: como lo que me sienta bien y lo que no, no lo pruebo. Como para sentirme bien, no lo contrario. Escucho mi cuerpo, pero sin obsesionarme, buscando la simplicidad y el sentimiento de confort.

Mi visión a la hora de cocinar y comer se puede resumir con varias palabras: comida saludable, sencilla, de temporada, colorida y sabrosa. Comida basada en el mundo vegetal, verduras y frutas, grasas saludables, endulzantes lo más naturales posible, granos y cereales, huevos orgánicos, legumbres, semillas y frutos secos. Lo mejor siempre es centrarse en sentirse bien, usando alimentos de calidad, no procesados, e interesándose por su procedencia. Hay que comer de temporada y orgánico, dentro de lo posible, variado, a fin de que te sientas cada día mejor, con más energía, más ligero (lo cual no significa siempre más delgado) y satisfecho.

Creo que muchos ya somos conscientes de los increíbles beneficios de basar la alimentación en el mundo vegetal, pero a veces, por falta de tiempo o inspiración, nos cuesta, y vamos a lo que pensamos que es lo más «rápido» y cómodo, pero centrarte en verduras y frutas frescas y de temporada es la mejor inversión que puedes hacer en tu salud.

En resumen, intenta vivir una vida saludable comiendo comida real basada en el mundo vegetal; bebe agua, respira y muévete. Busca el equilibrio y evita los extremos. No se trata de privarse de cosas, de frustrarse y ponerle etiquetas a todo. Escucha a tu cuerpo y aplica el sentido común.

Comer de esta forma puede y debe ser fácil, gratificante y enriquecedor a muchos niveles, de modo que puedas añadir a tu alimentación diaria granos y cereales no refinados, así como un abanico enorme de frutas y verduras de temporada, semillas y frutos secos, legumbres, proteína vegetal y grasas saludables para crear recetas deliciosas para cada día en un abrir y cerrar de ojos. Una vez que sabes en qué debes centrar tu alimentación, ya tienes mucho ganado.

Me he dado cuenta, con los años, de que la comida no tiene por qué ser difícil, complicada o basada en ingredientes imposibles de encontrar; al contrario, creo que cuando cocino de la forma más simple, con ingredientes de mi despensa y de temporada, es cuando experimento una mayor sensación de gratitud, satisfacción y tranquilidad.

15 CONSEJOS O LO
QUE HE APRENDIDO
CON LOS AÑOS

Como te comentaba en el capítulo anterior, he sufrido durante muchos años problemas digestivos, con bastantes dolores y malestares en general. Siempre pienso que me habría encantado que alguien me hubiera dado unos consejos prácticos acerca de cómo poder encontrarme mejor y un poco de esperanza, sobre todo durante mis peores épocas.

Siempre que recibo algún correo sobre este tema, intento ser lo más honesta posible, y hablo de mi experiencia, de lo que viví y de lo que a mí me funcionó; como ya se sabe, cada cuerpo es diferente.

Me doy cuenta de que muchos estamos pasando o hemos pasado por síntomas parecidos y sentimos mucha frustración al no saber qué hacer.

Yo sufría inflamación intestinal, junto con unas intolerancias alimentarias, y al final, todo me sentaba mal, aunque no comiese gluten ni lácteos. Un círculo vicioso del que no sabía salir, donde no sabía ya qué comer, pues nada tenía sentido para mí, ni sabía detectar qué era lo que me iba mal. Yo y mi tripa hinchada, todo el día, todos los días. Lo que hice fue intentar, ante todo, reducir y eliminar la inflamación intestinal para que mi cuerpo dejase de reaccionar a todo lo que ingería.

Las pautas que a continuación os doy son las que yo fui siguiendo; no son pautas de nutricionista, ni de especialista digestivo. Siempre hablo desde mi propia experiencia:

1. Lo primero que hice fue coger un cuaderno, apuntar lo que comía e intentar identificar los síntomas relacionados. Aunque algunos podían aparecer después de varios días y era difícil asociar un síntoma a un alimento, me ayudó a visualizar lo que comía a diario y ver mis pautas y síntomas.
2. En un principio, decidí basar mi alimentación en una dieta muy básica, equilibrada siempre, pero básica, para poder ir saneando mi flora intestinal, reducir la inflamación y poco a poco reintroducir alimentos para ver cómo me sentaban.
3. Piensa siempre que el malestar es pasajero. Sabemos la estrecha relación que existe con nuestras emociones y nuestro intestino. El estrés, las emociones, nuestro estado de ánimo, todo influye en la salud. Piensa que puedes llegar a encontrarte mejor. Solo es

cuestión de aplicar unos consejos, que se transformarán en hábitos. Siempre hablo de casos como el mío, no de enfermedades quizá más graves.

4. Piensa en todo lo bueno que se nos plantea al cambiar la alimentación. Es decir, hay que centrarse en todo lo que vamos a poder comer, y no en todo lo que ya no podemos comer, lo cual al principio crea mucha frustración y ansiedad.

5. Elimina cualquier alimento procesado y refinado, aunque ponga que no lleva gluten. Aprende a leer las etiquetas.

6. Aprende a saciarte y no a llenarte. La línea puede ser muy fina, pero tenemos que comer hasta estar saciados, y no hasta estar tan llenos que nos va a costar hacer la digestión.

7. Mantente bien hidratado durante el día a base de agua, zumos, batidos, infusiones, por ejemplo. Yo no suelo beber mucho durante las comidas. Suelo beber fuera de ellas.

8. Escucha a tu cuerpo. Nadie mejor que tú sabe y conoce lo que su cuerpo necesita en todo momento. Estate atento a escuchar sus señales y aplica el sentido común.

9. Come más verde y más verduras en general, sobre todo crudo. Seguro que, si analizas durante unos días lo que comes en tu día a día, verás que te falta consumo de frutas y verduras crudas.

10. Un truco que a mí me funcionó fue empezar a introducir más verduras de hoja verde en mi alimentación, y para ello la forma más fácil y rápida fue preparándome batidos. Lo mejor, pues, es comenzar por los batidos verdes: es la forma más sencilla de empezar a consumir más verduras de hoja verde. Las combinaciones iniciales pueden ser sencillas, y poco a poco introduce nuevas mezclas e ingredientes.

11. No te obsesiones, disfruta del proceso. Tómatelo con calma, paciencia y constancia. Aprende a respirar bien. Haz algo de deporte y verás cómo un día te levantarás con la tripa que ya no estará hinchada y sin dolores.

12. Cena pronto para que tu cuerpo descanse y no gaste energía en hacer la digestión.

13. Toma probióticos naturales como el miso, el kéfir, el chucrut o el té kombucha para ayudar a mejorar la salud de tu flora intestinal.

14. Empieza el día con un vaso de agua tibia con zumo de medio limón; a mí me ha ayudado a activar mi sistema digestivo. Puedes añadir canela en polvo, cúrcuma, vinagre de manzana, pimienta o jengibre.

15. Busca ayuda, habla, comparte; seguro que alguien ha pasado por lo mismo que tú y tiene respuestas para ti.

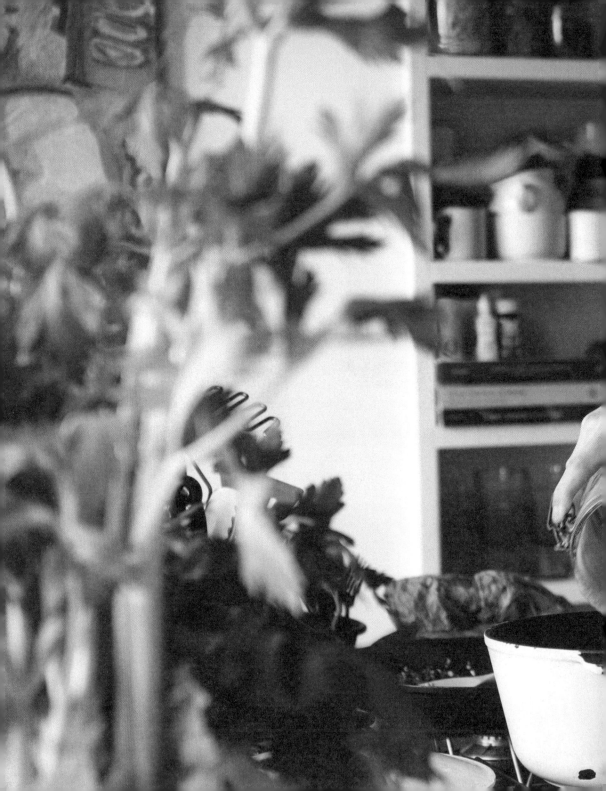

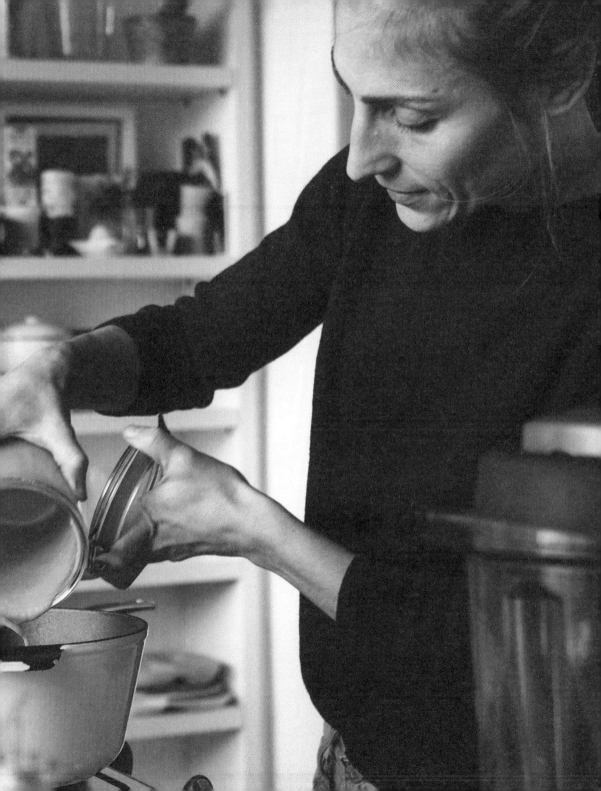

'BATCH COOKING'

¿QUÉ ES?

Las personas que emplean más tiempo en planificar y en cocinar tienen más probabilidades de llevar una alimentación saludable.

No es ningún secreto: comer de una manera saludable implica pasar un tiempo en la cocina. La gente que no cocina o no dedica un mínimo de tiempo a cocinar cada día tiene más probabilidades de tener peores hábitos alimenticios, porque es más propensa a pedir comida a domicilio o a comprar comida envasada o procesada; por lo tanto, si queremos que nuestra alimentación sea saludable, debemos emplear algo de tiempo en la cocina.

Sin embargo, debido al poco tiempo del que normalmente disponemos por diferentes motivos (el trabajo, los niños...), este objetivo se puede complicar mucho, así que debemos encontrar el sistema que nos permita estar la menor cantidad de tiempo cocinando para tener menús saludables cada día.

La respuesta la tienes en el *batch cooking*, un método que te permitirá ganar tiempo y ahorrar dinero y que te asegurará que puedas disfrutar de platos saludables, frescos y caseros con poco esfuerzo todos los días. Este consiste en dedicar unas horas un día a la semana a preparar grandes cantidades de diversos alimentos que podremos conservar y congelar, y combinar a nuestro gusto el resto de la semana. Es simple y lo cambia todo. Podrás comer saludable y variado, sin pasarte horas en la cocina.

Yo empecé a aplicar este método por dos motivos. Con Elliot y Lou, necesitaba organizarme mejor para poder pasar menos tiempo en la cocina. Con el trabajo, los niños y el caos en general, un poco de planificación y organización en las comidas me ayudó mucho a reducir mi estrés y poder tener más tiempo libre. También me di cuenta de que cada vez que entraba en la cocina era para preparar una receta, un plato, y que el tiempo que le dedicaba a una sola comida era ridículo.

Este método me ha hecho la semana mucho más llevadera, aparte del descanso mental de no tener que pensar constantemente: «¿Qué comemos hoy?».

BENEFICIOS DEL 'BATCH BOOKING'

Optimiza tu tiempo

Yo dedico entre dos y tres horas un día de la semana para hacer las preparaciones básicas que usaré el resto de los días. En mi caso, suele ser el domingo; pero lo mejor es que escojas el que más te convenga, según tu agenda. Seguro que, con el tiempo, irás perfeccionando este método y tardarás cada vez menos en ponerlo en práctica. El resto de la semana solo tardarás entre 10 y 30 minutos en tener tu desayuno, comida o cena listos.

Ahorra dinero

Cocinar más en casa y preparar tu comida implica gastar menos dinero en comer fuera o en pedir comida rápida o para llevar. Además, solo comprarás los ingredientes necesarios para las recetas que has planificado. Sabes lo que tienes que comprar y evitas adquirir comida extra.

Come sano, casero y variado todos los días

El *batch cooking* es la clave para comer saludable, de manera fácil y sin esfuerzo extra a diario. Pero lo mejor de todo es que podrás comer variado todos los días.

Te alimentarás de forma saludable, con platos caseros y diferentes durante la semana. ¡No te aburrirás y disfrutarás comiendo!

Haz la compra solo una vez a la semana

En vez de hacer la compra varias veces por semana, sal a comprar solo una vez, y de esta manera optimizarás considerablemente tu tiempo. Lo ideal es que el día que hagas la compra sea el día del *batch cooking*; así cocinarás con los alimentos lo más frescos posibles.

Evita tirar comida

Cocinar con este método también significa tirar menos comida, ya que sabes lo que debes comprar y las cantidades que debes cocinar, según la planificación semanal. Además, el hecho de conservar bien los alimentos hace que estos duren más tiempo.

Ensucia menos

Durante la semana, deberás fregar bastante menos, porque tendrás mucha comida adelantada.

LOS 9 BÁSICOS PARA UN 'BATCH COOKING' CON ÉXITO

La idea del *batch cooking* es dedicar un día a la semana a preparar unas preparaciones básicas que usaremos y combinaremos durante la semana para optimizar nuestro tiempo. Pero la idea también es comer de forma variada e ir probando nuevos ingredientes para no acabar tomando siempre lo mismo. Por ello, a la hora de empezar mi *batch cooking*, intento siempre tener preparaciones diferentes que se complementen.

Piensa en contar siempre con:

1. Un cereal
Intenta variar el tipo de cereal cada semana. Puedes preparar mijo, quinoa, sarraceno, arroz integral u otros cereales con gluten como cuscús o bulgur. Cuécelos en caldo vegetal para darles más sabor. Puedes añadirles especias, frutos secos y hierbas frescas para hacerlos más sabrosos y congelarlos o guardarlos en tarros herméticos en la nevera. Suelen durar entre 3 y 4 días.

2. Una legumbre
Igual que con los cereales, intenta variar cada semana el tipo de legumbre que preparas y consumes. Tienes lentejas (Du Puy, pardina, verde, beluga), lenteja roja, garbanzos, azukis y frijoles negros, entre otras muchas. Te recomiendo guardarlas en tarros herméticos con agua; suelen durar unos 3 o 4 días. También las puedes congelar, sin agua.

3. Verduras de hoja verde
Cuando llegas de la compra, lo mejor es limpiar, secar y guardar tus verduras de hoja verde, como kale, espinacas, acelgas, brócoli, lechuga, apio, etc., para que se conserven mejor y durante más tiempo. Puedes usar bolsas o telas de algodón, humedecerlas un poco, escurrirlas y guardar las verduras dentro, ya ligeramente troceadas; así las tendrás listas para consumir.

4. Un caldo, guiso o crema
Prepara un caldo, una sopa, crema o guiso para tener una cena o una comida lista en pocos minutos. Son platos fáciles de hacer en general; siempre hay sobras y además son perfectos para usar de base para recrear un nuevo plato. Se pueden congelar perfectamente, si lo prefieres.

5. Una salsa, vinagreta o pesto
Es imprescindible tener cada semana alguna salsa, vinagreta o pesto para alegrarnos los platos. Por muy sencilla que sea, ayudará a darles más cuerpo y sabor a los alimentos. Usa ingredientes de temporada e intenta variar las salsas cada semana.

6. Un encurtido

Hacer un encurtido es muy fácil, y puedes prepararlos con cebolla, zanahoria, remolacha e hinojo, por ejemplo. Aportan color, sabor y textura a los platos. Además, se conservan muy bien en la nevera.

7. Un horneado

Usa el horno para hornear verduras o frutas. El horneado hace que las frutas y verduras se caramelicen un poco y suele potenciar sus sabores. De esta manera, a la hora de combinar tus platos, estarás aportándoles una textura diferente. Combínalos con algo crudo.

8. Base del desayuno

Yo siempre intento tener dos básicos de desayuno para poder funcionar más rápido durante las mañanas de la semana. Puedes tener ya lista una granola, un muesli, una compota, un pudin de chía, etc., e ir variando con sabores y combinaciones.

9. Snack

Cada semana intento tener un snack o dos para las meriendas, por ejemplo. Los snacks a veces pueden servir de desayuno. Puedes preparar un bizcocho, unos muffins, unas trufas o unas *cookies*.

POR DÓNDE EMPEZAR

LA COMPRA

Todo empieza por una buena compra, y no solo por el hecho de adquirir ingredientes saludables, sino también por la experiencia en sí. Aprende a disfrutar de todo el proceso, de ir al mercado, de ver las frutas y verduras. Seguro que te ayuda a inspirarte más.

En la lista de la compra, elige, dentro de lo posible, alimentos frescos de temporada, centrándote en comida real, sin procesados ni refinados ni aditivos. Recuerda siempre que lo que compres es lo que tu familia y tú terminaréis comiendo.

Yo suelo ir de una a dos veces por semana a hacer la compra, pero que cada uno se organice como pueda. La idea es optimizar nuestro tiempo, y la organización es clave para no ir comprando cada día alguna cosa, porque al final eso supone que acabamos desperdiciando comida y gastando más dinero y tiempo.

Me encantaría animarte a comprar, dentro de lo posible, a pequeños productores y comercios locales, en cooperativas de barrio o mercados, antes que en grandes superficies comerciales.

A mí me encanta ir a comprar cerca de casa porque puedo ir caminando; así hago algo de actividad física, gano tiempo y puedo tener una relación con los vendedores. Me gusta informarme de lo que hay de temporada, si es fresco el producto, qué día llega el género nuevo, etc. Intento comprar lo más orgánico y local que puedo o lo que mi economía me permite. Alimentarse de forma ecológica no tiene por qué disparar el presupuesto destinado a comida. Si basas tu alimentación en una dieta natural y eliminas gran parte de los procesados y preparados, verás que casi no hay diferencia.

Creo que hoy en día es básico ser un consumidor informado y concienciado; por eso te animo a que te informes de verdad de dónde provienen los alimentos que adquieres y consumes. Dónde, cuándo y quién los ha producido. Si son locales, si son de temporada, si han estado en cámaras frigoríficas, si han utilizado pesticidas, etc. Esto es lo más importante de todo el proceso de comer saludable, más allá de todas las etiquetas que se han ido poniendo en la industria de la alimentación. Antes era más fácil conocer el origen de los alimentos; hoy en día todo resulta más complicado. Por eso te animo a que seas un consumidor responsable y bien informado, pues esa es la verdadera clave de una vida saludable a largo plazo. Además, pienso que como consumidores tenemos un compromiso ético con la sostenibilidad.

Romper con los malos hábitos de alimentación solo es posible si empezamos cambiando los hábitos de compra. Evitar caer en la tentación de comer alimentos «poco saludables» no requiere mucha fuerza de voluntad; solo tendrás que elegir bien cuando vayas a comprar.

Mis consejos para comprar de manera inteligente:

- Es importante que vayas al supermercado sin sed y sin hambre. Hacer la compra con el estómago lleno evita que adquieras caprichos, porque tienes la capacidad de pensar mejor antes de elegir lo que vas a comprar.
- Intenta respetar siempre lo que has anotado en tu lista de la compra. Si vas con la lista hecha, ya llevas mucho adelantando.
- Si superas la prueba y compras solo lo de tu lista, puedes estar seguro de que tu alimentación mejorará tremendamente.
- Somos lo que comemos y somos lo que compramos.

He querido seguir con la idea de planificación y *batch cooking* y confeccionar una lista de la compra básica para este libro, como un fondo de armario que podrás ir rotando según las temporadas y según tus preferencias.

Intenta usar primero lo que tengas y no compres de más. Y empieza poco a poco.

LA LISTA DE LA COMPRA

Fruta y verdura
Escoge, dentro de tus posibilidades, fruta y verdura de temporada, local y orgánica.

Huevos
Escoge siempre huevos orgánicos. Los reconocerás porque el primer número que aparece en su código es un 0.

Fondo de armario
aceite de oliva
aceite de coco
vinagre de manzana
sirope de arce
sal de calidad
pimienta
cúrcuma
jengibre
canela
comino
curry
vainilla
cardamomo
miel
tahini
mostaza
caldo vegetal en polvo
bicarbonato de sodio

levadura (sin químicos)
arrurruz (para pastelería sin gluten)
tamari
miso

Seco
legumbres varias
garbanzos
arroz integral
quinoa
mijo
copos de avena
harina de avena
harina de arroz
almendras
semillas de calabaza
semillas de girasol
avellanas
chocolate negro
trigo sarraceno
pasas u orejones no sulfurizados
azúcar de coco
coco rallado
pasta sin gluten o pasta a base de legumbres

Nevera
leche vegetal (de avena, de avellanas, de coco, de arroz, etc.)

yogur orgánico (de vaca, cabra o kéfir)
queso feta
tofu orgánico
parmesano o pecorino
alcaparras
garbanzos o alubias ya cocidas
chucrut (casero o comprado)
aceitunas
alcaparras
pepinillos
germinados
crema de avena

Congelador
guisantes
plátanos
brócoli
coliflor
remolacha
frutos rojos

Superalimentos
semillas de cáñamo
polen
cacao crudo en polvo

LA DESPENSA

Comprar y guardar tus básicos saludables

Para poder crear una despensa saludable y eficiente, debes empezar a poner en práctica ciertos consejos. Seguro que, con el tiempo, este nuevo sistema formará parte de tu día a día, pero, como cualquier cambio, al principio puede llegar a ser un poco abrumador.

A continuación, te menciono cuáles son los alimentos sanos que yo tengo en mi despensa. Son los productos básicos o de «fondo de armario» que no deberían faltar en ninguna despensa saludable.

No hace falta comprar productos caros o exclusivos; el listado que te propongo incluye los grandes grupos de alimentos esenciales para la salud: cereales y granos, frutos secos, semillas, legumbres, huevos, especias, lácteos y algún extra. Completa tu compra básica semanal con productos frescos de temporada; son los que presentan una mejor relación calidad-precio.

Recuerda ir poco a poco, ya que al principio puede ser un poco agotador ver tantos ingredientes nuevos. Siempre recomiendo que primero acabes lo que tienes en la despensa y en la nevera y que de forma paulatina vayas introduciendo nuevos productos o sustitutos más beneficiosos. No hace falta ir a comprarlo todo de golpe. Queremos que este cambio se transforme en un hábito saludable en el tiempo y, por ello, ir a tu ritmo es clave para conseguirlo.

ACEITES, GRASAS Y VINAGRES

Las grasas han estado en el punto de mira durante muchos años, pero comer saludable no equivale a evitarlas. Lo que hay que saber es qué grasas consumir, cómo y cuándo usarlas en la cocina, y también cómo conservarlas ya que algunas son más delicadas y menos estables que otras. Si compras aceites de baja calidad y refinados, puedes estar perjudicando a tu salud.

Aceite de oliva virgen extra
Siempre mejor usarlo en crudo, ya que tolera más las altas temperaturas.

Lo ideal es usar el aceite de oliva para ensalada o como aderezo una vez que las verduras estén cocidas. Busca siempre un aceite de oliva virgen extra y evita que le dé la luz directa (esta puede destruir sus nutrientes). Intenta, por ello, comprar los aceites en una botella lo más oscura posible, y mejor si es de vidrio. Encontrarás una variedad enorme de aceites de oliva; pruébalos, experimenta y escoge el que más te guste.

Aceite de coco

Se trata de un aceite ideal para hornear, saltear y también para pastelería, pues es más estable a altas temperaturas (200 °C). Si prefieres que tenga el menor sabor posible y un aroma más suave, escoge uno no hidrogenado, que es más neutro que el virgen extra, más fuerte de sabor.

Este tipo de grasa saludable pasa directamente del intestino al hígado, lo que favorece la cetosis (quema de grasas), eleva el metabolismo y aumenta la sensación de saciedad; además, es antibacteriano y tiene muchos beneficios para el cabello.

Ya verás que en invierno es más compacto en cuanto a textura, y en verano, por el calor, está más líquido. Como el aceite de coco es muy estable, lo puedes guardar a temperatura ambiente.

Mantequilla orgánica

Me gusta mucho cocinar con mantequilla orgánica, sobre todo en pastelería o para saltear algunas verduras como los champiñones. Busca siempre una mantequilla orgánica proveniente de vacas alimentadas con pasto. Cuando compres alimentos de procedencia animal (mantequilla, yogur, quesos y huevos), búscalos orgánicos o locales. Conocer su procedencia es importante.

Ghee

La *ghee* o mantequilla clarificada es ideal para cocer u hornear, ya que aguanta altas temperaturas (250 °C aproximadamente). Es una buena opción porque no suele estar refinada y se encuentra libre de lactosa, para los intolerantes. Tiene un sabor un poco fuerte que a mí me encanta.

Aceite de linaza

También es un aceite que se usa en crudo y constituye una buena fuente en ácidos grasos de las series omega 3, omega 6 y omega 9.

Aceite de sésamo

No siempre tengo aceite de sésamo, pero me gusta mucho para preparar salsas y además es uno de los aceites más estables. Lo suelo conservar en la nevera.

Vinagre de manzana

Un básico de la despensa saludable que puede sustituir otro tipo de vinagre más dulce. Intenta comprarlo sin destilar ni pasteurizar (crudo), sin filtrar y orgánico. Y siempre mejor en botella de vidrio. Yo lo suelo guardar en la nevera, pero puede durar unos meses fuera de ella. Es genial para preparar salsas, vinagretas o añadir a alguna crema para aportar el toque ácido.

ENDULZANTES NATURALES

Un gran cambio es empezar a utilizar endulzantes naturales en tus recetas y eliminar el azúcar blanco de tu alimentación. Recuerda que siguen siendo endulzantes, aunque con más nutrientes, y hay que tomarlos con moderación.

Dátiles

Mi endulzante favorito y el de mis niños también. Lo solemos comer como snack relleno de mantequilla de almendra o bien en pasteles o batidos para endulzarlos de forma natural y suave. Los Medjools son mis favoritos por su textura, por su sabor casi a caramelo y por lo fácil que resulta procesarlos. Mejor si son orgánicos. En el caso de no encontrar los Medjools, es recomendable que los dátiles permanezcan en remojo en agua tibia unos 30 minutos para procesarlos más fácilmente.

Zumo de manzana o fruta

Un truco muy bueno para endulzar tus compotas o bien usar como base de tus batidos es el zumo de fruta, como el de naranja o el de manzana. Caseros o comprados, pero siempre sin endulzar.

Sirope de arce

Me encantaría vivir en Canadá para poder abastecerme de sirope de arce, uno de mis endulzantes preferidos. Busca siempre que puedas el de grado C, contiene más minerales.

Azúcar de coco

El azúcar de coco es un endulzante con un índice glucémico más bajo que otros, aunque le gana el sirope de yacón (pero es muy caro). Hoy en día, lo puedes encontrar en casi todas las tiendas orgánicas a precio asequible. Sustituye tu azúcar moreno por esta versión de coco. Tiene un sabor ligeramente acaramelado.

Miel

Suelo elegir la miel para endulzar mi Golden Latte o las infusiones. Escoge la que más te guste, ya que hay muchas variedades, pero intenta optar por una lo más local posible, sin pasteurizar, sin filtrar y que se venda en envase de vidrio.

SEMILLAS Y FRUTOS SECOS

Si abres mi despensa, te encontrarás con un buen surtido de botes de semillas y frutos secos crudos. Son ricos en grasas saludables y fibra, y aportan proteína vegetal, magnesio, calcio y hierro. Con ellos preparamos mantequilla de frutos secos, granolas, salsas, leches, harinas y pasteles. Intenta comprarlos orgánicos y crudos. Piensa que los pesticidas tienden a acumularse en los alimentos grasos, como las semillas y los frutos secos.

Recuerda dejarlos en remojo para que sean más digestivos y fáciles de licuar. Para hacer mantequillas de frutos secos, es recomendable hornearlos unos minutos.

Guárdalos en tu despensa, en un envase de vidrio al que no le dé la luz directa.

No he añadido a la lista piñones, macadamias, pistachos y otros frutos secos, pues son más caros, pero me encantan para tostar, hacer leches, mantequillas o pestos, aunque no están en mi despensa del día a día.

Semillas de girasol

Las semillas de girasol son baratas, y por eso siempre tengo algún tarro en mi despensa. Como todas las semillas, destacan por su contenido en fibra, en grasas saludables y en minerales. Puedes usarlas para saltear, hacer mantequillas, en ensaladas, como aderezo o bien, si las dejas en remojo y las licuas, puedes hacer un paté parecido al atún.

Semillas de calabaza

Tostadas con un poco de tamari son un aderezo para ensaladas ideal. También puedes preparar leche de semillas de calabaza y añadirlas a tus mantequillas. Cuando las tuestes, ten cuidado, porque suelen salir disparadas.

Semillas de chía

Se hicieron famosas gracias al pudin de chía y son un verdadero superalimento. Poderosa fuente de antioxidantes, no necesitan molerse para que el organismo las pueda digerir.

Semillas de lino

Estas semillas son una fuente de omega 3, fibra y aceites grasos esenciales. Recuerda que es importante tomarlas, si es posible, en su versión molida para aprovechar los beneficios de toda la semilla. Puedes añadirlas en batidos, en trufas de dátiles, en granolas, en coberturas, en yogures o cremas.

Semillas de sésamo

Las semillas de sésamo son una fuente ideal de calcio, hierro y magnesio, y constituyen un básico en mi despensa. Las uso tanto en recetas dulces como en saladas. Son la base del tahini, por ejem-

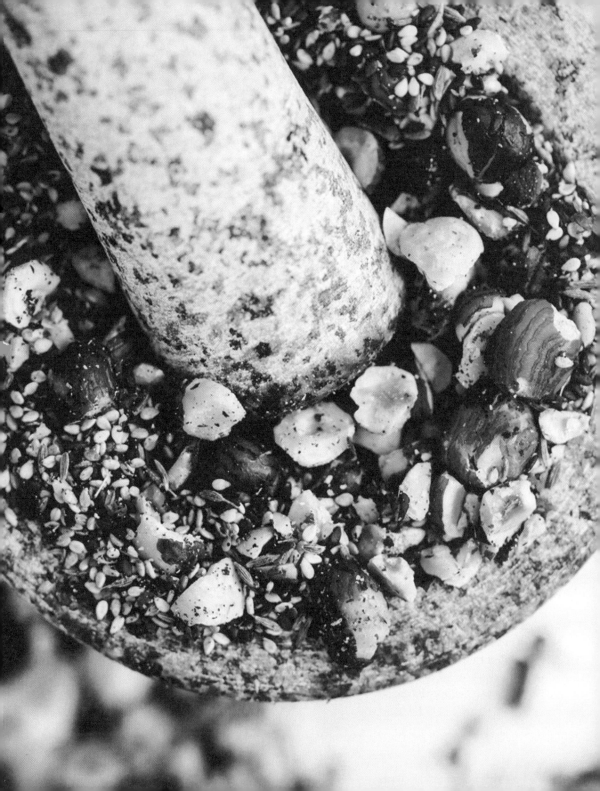

plo. Puedes encontrar la semilla cruda o tostada. En general, es mejor la opción tostada, ya que mantiene la semilla entera. Aparte del tahini, puedes añadirlas a tus barritas energéticas o hacer leche vegetal.

Almendras

Uno de los frutos secos que más uso en mis recetas, tanto en su versión entera o molida, para preparar dulces, leche de almendra o mantequilla de almendra. Tostadas con sal y especias, son un aderezo genial para ensaladas y cremas.

Avellanas

Las avellanas son uno de mis frutos secos favoritos para hacer Nutella casera o mantequilla de avellanas, y para casi todo. A Elliot y a Lou les encanta untar rodajas de manzana en mantequilla de avellanas como un snack rápido. Son adictivas.

Nueces

Puedes usarlas para hacer granolas, pestos y harina, y funcionan muy bien en pastelería.

Nueces de Brasil

Son una fuente ideal de selenio y en general resultan más baratas que otros frutos secos. Yo suelo añadir un puñado para hacer mi mantequilla de frutos secos.

Anacardos

Los anacardos tienen una textura maravillosa para preparar yogures o quesos veganos. Además, al elaborar leche vegetal, no hace falta colarla, por lo que queda cremosa y untuosa.

Cacahuetes

La famosa mantequilla de cacahuete debería llevar solo cacahuetes y sal, nada más. Hazla tú mismo; es superfácil y muy versátil. Podrás preparar salsas saladas con ella.

GRANOS, CEREALES Y HARINAS

Suelo conservar mis cereales y pseudocereales en tarros de cristal herméticos en la despensa y varios tipos de harina en la nevera, ya que pasados unos meses se pueden ranciar.

Siempre es recomendable dejar en remojo los cereales y los pseudocereales.

Se cocerán más rápido y resultarán más digestivos. Puedes dejarlos en remojo toda la noche en el doble de agua. Como os decía, es aconsejable, pero, como me ocurre a mí a veces, si te olvidas, no pasa nada.

Quinoa

Creo que la quinoa no necesita casi introducción a día de hoy. Se trata de un pseudocereal libre de gluten, muy versátil y fácil de elaborar. Yo suelo preparar todo el paquete de una vez (400 g) y tengo para la semana. Lo guardo en tarros herméticos en la nevera, y también se puede congelar. Hay de muchos tipos: blanca, roja o negra. En el apartado de básicos, te explico cómo cocer la quinoa y el mijo.

Arroz

Encontrarás una gran variedad de arroces, pero, al igual que las harinas y las sales, es importante que no sean refinados. Hay arroz basmati, arroz integral, arroz negro, arroz rojo, arroz nerone, arroz redondo, entre otros. Mis favoritos son el basmati y el integral, pero prueba los diferentes tipos y escoge tus favoritos. Mira bien las proporciones para que te quede un arroz suelto y no apelmazado.

Para ello, límpialo primero bien con agua fría. La cantidad de agua depende del arroz, pero en general por cada cup (225 g) de arroz integral sin cocer necesitarás 1 cup y medio de agua (375 ml). Cuando llegue al punto de ebullición, baja el fuego y cuécelo unos 30 minutos. Cuélalo y vuélvelo a poner en la olla.

Mijo

Descubrí el mijo (y el amaranto) cuando vivía en Perú. También es un cereal sin gluten y en general más barato que la quinoa. Es fuente de proteína y una buena alternativa a algunos cereales refinados. Se cuece de forma parecida a la quinoa y es ideal para hacer gachas de avena, *fritattas* o ensaladas. Al igual que la quinoa, lo puedes encontrar en su versión pop o hinchada, ideal para los desayunos o los snacks de los niños. Búscalo sin azúcares añadidos.

Sarraceno

El trigo sarraceno es otro pseudocereal libre de gluten (aunque el término puede llevar a confusión) que proviene de una semilla de la familia del ruibarbo. También conocido como alforfón o kasha, es una gran fuente de proteína vegetal y minerales. Lo puedes preparar para hacer gachas, cremas, granolas o tostarlo como *topping*.

Avena

La avena es uno de los cereales más consumidos, y es conocida como la «reina de los cereales». Con ella puedes hacer gachas, granola, *pancakes*, galletas o panes; servir con yogur; usar como harina para pastelería, o añadir a batidos, pues es un cereal muy versátil. La avena es un alimento completo, natural, poco manipulado, energético y saciante. Si eres celíaco, busca alguna marca de avena o copos de avena certificados sin gluten.

Hay muchas más harinas sin gluten que las que listo a continuación, pero estas son las que más uso. Además, encontrarás harina de quinoa, de maíz, de mijo, etc.

Harina de avena

Puedes hacer harina de avena simplemente procesando los copos de avena hasta obtener una textura harinosa. Es la que suelo usar más en mis recetas.

Harina de arroz

Esta harina se acostumbra a emplear para hacer crepes o masa de tartas, y, en general, da resultados muy buenos. Es importante combinarla con otra harina sin gluten para conseguir un resultado más sutil y ligero.

Harina de sarraceno

La harina de sarraceno se suele usar mucho para hacer crepes, como en el norte de Francia. Tiene un color un poco más oscuro y su sabor es más fuerte. Hay gente a la que le cuesta acostumbrarse al sabor, por ese motivo es buena idea mezclarla con otra harina más ligera.

Harina de almendra

Puedes prepararla en casa moliendo las almendras hasta obtener harina. Ten cuidado: si te pasas en el procesado, acabarás haciendo mantequilla de almendra. La uso mucho para preparar pasteles, muffins o tartas. Es sutil y deja una textura muy agradable. También puedes elaborar harina con otros frutos secos o semillas.

Harina de garbanzo

La harina de garbanzo se obtiene triturando los garbanzos secos. En cocina vegana y vegetariana, se suele usar como sustituto del huevo, y además está libre de gluten. Yo acostumbro a usarla para preparar la masa de *soccas* (crepes de garbanzos) o bien para masa de pizzas.

Arrurruz

Es un espesante que se usa normalmente en pastelería sin gluten y ayuda mucho a que las preparaciones no se desmenucen.

LEGUMBRES, GARBANZOS & CO.

En una alimentación vegetariana, no puede faltar una buena dosis y variedad de legumbres y garbanzos. Hay muchos tipos, aquí comparto los que más consumo.

Siempre que puedas, prepáralos desde cero. ¿Has intentado hacer un hummus con garbanzos que has cocido tú? Notarás la gran diferencia de sabor y textura. Aunque bien es cierto que tener algún frasco de garbanzos u otras legumbres ya cocidas nos puede sacar de más de un apuro.

Dejar en remojo las legumbres en general hará que resulten mucho más fáciles de digerir y también acortará el tiempo de cocción. Cuando las vayas a cocer, pásalas por agua fría y colócalas en la olla con 3 cm de agua por encima de las legumbres. Cuando el agua hierva, baja el fuego y cuece a fuego lento; de esta manera se harán más uniformemente y evitaremos que se rompan.

Garbanzos

El garbanzo, de la familia de las leguminosas, es la más común de las legumbres y la más consumida. Es la base para el falafel y el hummus, aunque los puedes preparar de muchas maneras, como al horno o como *topping* en sopas. Los garbanzos contienen hidratos de carbono de absorción lenta y un gran aporte de fibra, por lo que son un alimento muy saciante.

Lentejas beluga o caviar

Son mi variedad favorita y las que mejor conservan su forma. No necesitan estar en remojo, aunque siempre es recomendable. Son pequeñas y, una vez cocidas se parecen al caviar, de ahí su nombre.

Lentejas du Puy

Este tipo de lentejas también mantienen su forma, y creo que es importante dejarlas al dente. Son ideales para ensaladas o como *topping* en cremas.

Lentejas pardina

Son un poco más grandes que las beluga o du Puy, de color verde o marrón y mantienen más o menos su forma.

Lentejas rojas

Este tipo de lentejas es la base del famoso *dhal*, un plato indio. Son perfectas para hacer cremas, no necesitan remojo y se cuecen rápidamente, en unos 15 minutos. También se usan en patés vegetales.

Alubia blanca

Las favoritas de mi pequeña por su textura suave. Son geniales para añadir a cremas o para hacer patés vegetales porque son muy cremosas.

Frijol negro

Los frijoles negros son medianos, de color negro y forma ovalada. Al parecer, contienen más antioxidantes que ninguna otra legumbre. Pueden prepararse en ensaladas, especialmente germinados, o cocidos en forma de potajes y cremas.

Azukis

Esta legumbre con forma de riñón fortalece el riñón. Junto con las lentejas y los garbanzos, constituye una de las legumbres que tendríamos que consumir con más frecuencia. Tiene la ventaja de que el organismo la asimila fácilmente y no produce gases intestinales ni flatulencias. Es más grande que las lentejas, pero su sabor resulta más fuerte y su textura, arenosa.

ESPECIAS

Más allá de los beneficios que tienen las especias para la salud (digestivas, antiinflamatorias, etc.), también son clave para llevar un plato a otro nivel y potenciar el sabor de las recetas. A continuación menciono las que más uso:

Vainilla	Curry
Cardamomo	Pimentón
Cúrcuma	Pimienta
Canela	Tomillo
Jengibre	Orégano
Comino	Romero

SAL Y PIMIENTA

Es muy importante que algo tan sencillo y básico como la sal y la pimienta, sean de calidad y, en el caso de la sal, sin refinar. Yo suelo usar sal fina y sal gorda, dependiendo de la receta.

Sal
En general, siempre uso una sal marina natural por su sabor, textura y propiedades. Puedes comprar sal del Himalaya o flor de sal, pero evita siempre que puedas sales refinadas como la de mesa.

Pimienta
Es importante usar siempre pimienta recién molida.

TAMARI Y ESPECIALES

Tamari
El tamari es la salsa de soja fermentada sin gluten. Se suele usar en la cocina asiática, y es ideal para salteados o salsas. Es importante comprarla orgánica, y yo lo guardo en la nevera.

Miso
Al igual que el tamari, esta pasta de soja contiene glutamina, un aminoácido que ayuda a que nuestros platos generen más sensación de saciedad. El miso es un condimento consistente en una pasta aromatizante hecha con semillas de soja o cereales y sal marina fermentada con el hongo koji. Algunas personas sostienen que el miso sin pasteurizar puede contribuir a recuperar la flora intestinal que ha sido deteriorada por dietas de alto contenido en carnes o azúcar, por productos químicos y antibióticos.

Tahini
El tahini se hace procesando semillas de sésamo (crudas o tostadas) hasta obtener una mantequilla o una masa lisa. Es una fuente estupenda de calcio vegetal e ideal para niños y madres lactantes. Yo lo compro hecho, porque prepararlo es muy difícil.

LÁCTEOS

Búscalos de calidad, orgánicos y locales, dentro de lo posible.

Quesos

Suelo añadir quesos a algunas recetas, pero son opcionales en casi todas ellas. Acostumbramos a comer queso feta, parmesano o pecorino (de oveja); mozzarella en alguna ocasión, y algún queso rallado tipo comté.

Yogures

Me gustan los yogures lo más cremosos posible. Siempre compro yogures orgánicos, de vaca, de cabra o kéfir. Para desayunar, para acompañar, en cremas o para hacer salsas.

Leches vegetales

Caseras o compradas, encontrarás un gran abanico de leches vegetales: de almendra, de arroz, de coco, de quinoa, de semillas de cáñamo, de sésamo, de anacardos y de macadamia.

SOJA

No suelo consumir muchos productos derivados de la soja, pero sí a veces tofu, miso o tamari. Siempre que vayas a comprar algún producto derivado de la soja, fíjate que sea orgánico (GMO).

HUEVOS

Escoge siempre los huevos de procedencia ecológica.

SUPERALIMENTOS

Mi alimentación del día a día no está basada en superalimentos, ni mucho menos, pero sí que es cierto que consumo algunos de ellos en el desayuno, en batidos o salsas. El término «superalimento» se refiere a un alimento que concentra una gran cantidad de nutrientes de forma natural. A veces son más caros que los más básicos, pero con una dosis pequeña suele ser suficiente.

Semillas de cáñamo

Son mi superalimento favorito: las consumo a diario como un aporte extra de proteínas y las conservo, en general, en la nevera. La recomendación diaria sería unas cucharadas soperas. Úsalas como *topping* sobre yogures, gachas, tostadas, ensaladas o cremas. También puedes hacer leche vegetal. El cáñamo aporta ácidos grasos esenciales como el omega 3 y el omega 6, que debemos incorporar a través de los alimentos y que resultan imprescindibles para mantenernos sanos, ya que participan en funciones importantes de nuestro organismo como fuente de magnesio.

Polen

El polen es un superalimento que se obtiene de las abejas. Estas lo recogen de las plantas y lo transportan hasta el panal en forma de gránulos, que elaboran ellas mismas. Entre los muchos productos que nos brindan las abejas, el polen es uno de los más completos y energizantes, pues contiene proteínas (casi todos los aminoácidos esenciales) y es la mayor fuente conocida de vitaminas, minerales e hidratos de carbono. Yo lo uso como *topping* sobre yogures o gachas, en batidos y en granolas.

Cacao crudo en polvo

El cacao crudo es un superalimento con unos beneficios asombrosos para nuestra salud física, mental y emocional. Contiene una gran concentración de antioxidantes, que previenen el envejecimiento prematuro, al mismo tiempo que reducen el estrés, disminuyen los niveles de colesterol y ayudan a aplacar el mal humor. Puedes tomarlo en batidos o hacer muffins, pasteles, crema de cacao y *mousses*. Escoge siempre un cacao crudo en polvo de calidad, sin procesar y sin azúcares añadidos.

SUSTITUTOS

Huevos

- Depende de la receta, pero, en general, en los pasteles puedes sustituir 1 huevo por 1 cuchara de semillas de chía (o de lino) y 3 de agua. Lo mezclas todo y lo dejas reposar hasta que obtengas un gel.
- Sustituye 1 huevo por ¼ de cup (60 ml) de compota de manzana o jugo de manzana.
- ½ plátano (¼ de cup de plátano machacado) equivale a 1 huevo en los pasteles o muffins.
- En recetas saladas, puedes sustituir el huevo por tofu orgánico o hummus.

Quesos

- El parmesano, en general, lo puedes reemplazar por levadura nutricional o por algún parmesano vegano.
- La mantequilla en repostería puedes sustituirla, en general, por aceite de oliva o aceite de coco.
- El queso feta lo puedes omitir o sustituirlo por tofu orgánico.
- La mozzarella también es opcional.
- La ricotta puedes sustituirla por crema de avena o leche de coco.

Yogures

- Puedes preparar una crema de anacardos o bien sustituirla por un yogur vegano (de avena, de coco o de almendras), o también por un batido de plátano y leche en algunas recetas del desayuno.

Frutos secos

- Casi siempre puedes sustituir los frutos secos por semillas.

Harinas

- En general, puedes sustituir la harina de avena por la de almendra, o viceversa, porque pesan lo mismo: un cup de cualquiera de las dos equivale a 100 g.
- La harina de arroz se puede reemplazar por trigo sarraceno, los dos sin gluten. Aunque también podrías usar la de espelta, que contiene un poco de gluten.

LA ORGANIZACIÓN

Piensa en tu despensa y en la cocina como lo haría un pequeño restaurante. Si te organizas bien, todo va a ir sobre ruedas. Tienes que encontrar tu sistema para que, cuando abras la despensa, sepas lo que tienes, de modo que tus ingredientes sean fáciles de localizar, de ver y que estén a mano, y que, a la hora de ponerte a cocinar, todo fluya. Como en un minirestaurante. Y es que yo siempre pienso en mi cocina como tal, y no solamente por lo que fregamos en casa, sino porque sé que quiero ser eficiente y productiva y para ello encontrar un sistema que funcione es básico.

Mis consejos son:

- El mejor momento para guardar los alimentos es cuando llegas a casa con la compra recién hecha.
- Queremos que todo se conserve de la mejor manera (mantener las verduras delicadas lo más frescas posibles) y que podamos tener los ingredientes a mano durante la semana (en tarros donde estén visibles en todo momento).
- Guarda tus ingredientes en tarros de cristal herméticos y a ser posible a la vista para ver qué tienes en todo momento y lo que te falta.
- Distribuye tu despensa por categorías: legumbres, cereales, especias, frutos secos, semillas, desayuno, etc. Te ayudará a encontrar un ingrediente específico.
- Si tienes un tarro medio vacío y lo has de rellenar con más cantidad del mismo ingrediente, primero vacía el tarro y usa los ingredientes más antiguos y rellena el fondo con los más frescos. Aprovecha también para limpiar algunos tarros vacíos.
- Al llegar de la compra, limpia bien las verduras delicadas (verduras de hoja verde, hierbas frescas, etc.), sécalas y guárdalas en paños de algodón o bien en bolsas de tela. Colócalas en la nevera, sin aplastarlas.
- Limpia bien la nevera una vez al mes, aproximadamente.

MEDIDAS Y UTENSILIOS

Medidas
1 cup = 250 ml
½ cup = 125 ml
⅓ cup = 80 ml
¼ cup = 60 ml

1 cuchara sopera = 1 cucharada = 15 ml
1 cuchara de café = 1 cucharadita = 5 ml

1 puñado = ¼ de cup
1 pizca = ½ cucharadita de café

1 cucharada de hierbas frescas = 1 cucharadita de hierbas secas

Utensilios básicos
En general, son utensilios muy básicos que seguro que ya tienes en tu cocina. Algunos requieren de un poco de inversión, pero a la hora de cocinar vale la pena escoger materiales de calidad.

- Una batidora potente para poder hacer cremas, batidos, leches vegetales, patés o hummus. Creo que es el utensilio que más uso en mi día a día para cocinar. Yo tengo una Vitamix®, y sé que es una inversión importante, aunque es la mejor que he hecho en mi cocina y en beneficio de mi salud. A día de hoy, tienes alternativas muy buenas y más baratas. Busca una batidora con un motor potente y no te arrepentirás.
- Un rallador para rallar jengibre, cáscara de limón, queso o chocolate, por ejemplo. Yo tengo uno Microplane® y otro básico de Ikea®.
- Un pelador juliana.
- Una mandolina para cortar verduras finas y darles otras texturas. Usa siempre el protector para las manos.
- Algún procesador de alimentos o minipimer, o parecido. Yo tengo uno de la marca Cuisinart®, pero también me gustan los de Magimix® o Kenwood®. Lo usarás para hacer hummus o mantequillas de frutos secos y masas; para mezclar y triturar, en general.
- Cuchillos buenos y afilados.
- Ollas varias. Para preparar tus cremas, sopas, cocer legumbres. Las de Le Creuset® son un clásico.
- Sartenes antiadherentes o para horno. Mis favoritas son Green Pan®, Ballardini® y Le Creuset® o De Buyer®.

10 PASOS PARA NO MORIR EN EL INTENTO

Comer de forma saludable no debería ser difícil ni frustrante ni implicar pasar mucho tiempo en la cocina. Este pequeño guion te ayudará en este proceso de cambio, sobre todo si no sabes por dónde empezar.

1. Revisa la despensa y la nevera

Revisa bien tu despensa y tu nevera para no comprar de más y para saber qué ingredientes tienes, cuáles están caducados o qué tienes repetido.

2. Limpia la despensa y la nevera

No tienes por qué hacerlo cada semana, pero cuando revises la nevera y la despensa antes de ir a hacer la compra, será un buen momento para limpiarlas y crear un nuevo espacio para todo lo nuevo. Sobre todo, ten en cuenta que cuando hagas tu *batch cooking* necesitarás espacio para guardar táperes y tarros con tus preparaciones.

3. Planifica

Hacer tu planificación semanal te ayuda mucho a saber cómo y cuándo usarás tus preparaciones del *batch cooking* y, de esta forma, aprovechar todo lo que vayas a cocinar. También supone una descarga mental saber qué vas a comer cada día.

4. Revisa tu agenda

Es importante saber cuántos seréis en casa para comer. Así, adaptarás las recetas al número de personas que seáis y evitarás comprar de más y tirar comida.

5. Prepara tu lista de la compra

Las listas sirven, y mucho. Ahorrarás tiempo y dinero sabiendo qué tienes que comprar y podrás hacer la compra una vez a la semana.

6. De regreso de la compra

Toca preparar el terreno: sacar la compra, ordenar, mirar qué recetas vas a hacer, preparar tus ingredientes, buscar ayuda y poner música.

7. Aprovecha la energía de forma eficiente

La idea del *batch cooking* es trabajar en serie o lotes. Vamos a cocinar una serie de preparaciones y queremos ser eficientes, así como aprovechar de forma inteligente la energía de la cocina.

- **Horno:** Si tenemos recetas que incluyan el horno, empecemos precalentándolo y usemos toda su capacidad. Cuando el horno esté lleno, podemos pasar a emplear los fuegos.
- **Fuegos:** Usa todos los que tengas.
- **Triturar:** Cuando los fuegos estén funcionando, podemos preparar alguna salsa, hummus o pesto con las batidoras o procesadoras de alimentos.
- **Manos:** Cuando ya hayamos usado todos los utensilios y energía que tengamos, empleemos nuestras manos para picar hierbas frescas o frutos secos.
- **Verduras verdes:** No te olvides de limpiar, secar y guardar las verduras de hoja verde (kale, acelgas, espinacas, lechuga, apio) para que se conserven mejor y durante más tiempo. Aprovecha que lo tienes todo funcionando para adelantar este paso.

8. Alarmas

En el *batch cooking* tendremos que hacer uso de nuestros poderes de multitareas. Ayúdate de las alarmas del móvil o del horno para respetar los tiempos de cocción y que no se queme nada, sobre todo la granola, que ya nos conocemos.

9. Tarros

Ten a mano tarros herméticos de cristal limpios o táperes para ir guardando tus preparaciones. Te recomiendo que tengas tarros de varios tamaños: de 250 ml para salsas y hierbas frescas; de 500 ml y 750 ml para compotas, pudin de chía, pestos, verduras, etc., y de 1 l para cereales, guisos, cremas o granolas.

10. Congela

No te olvides de sacar provecho del congelador. Si ves que un día no cenarás en casa o quieres evitar que una preparación se estropee, congélala. Puedes congelar quinoa, hummus, garbanzos, purés, guisos o hamburguesas vegetales, etc.

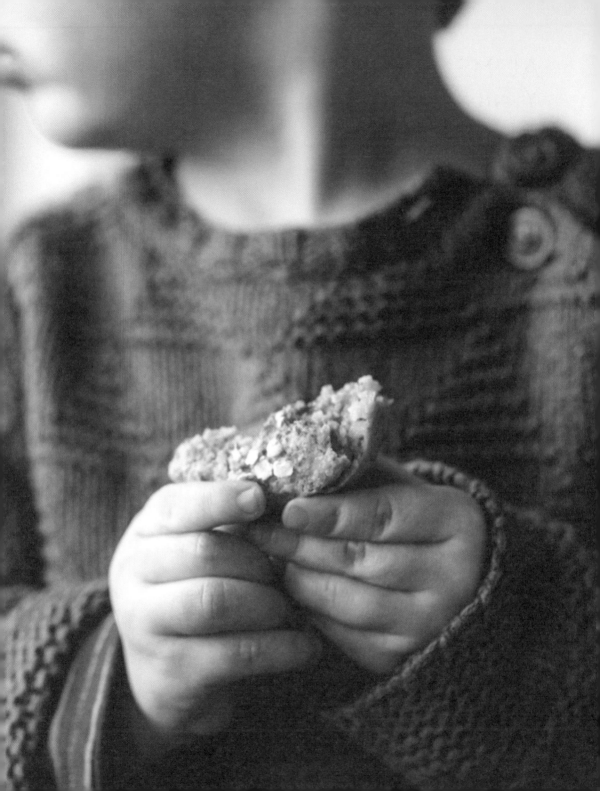

ALIMENTACIÓN Y NIÑOS

LA EXPERIENCIA CON MIS HIJOS

Cuando nació Elliot, tenía muy claro que quería transmitirle mi pasión por la cocina y la comida saludable, real, basada en el mundo vegetal, pero además sabía que no quería hacer de ello una obsesión. Lo más importante es que él y ahora Lou también puedan desarrollar una relación sana y natural con la comida.

Todos los que somos padres conocemos la sensación de satisfacción y tranquilidad de ver cómo nuestro hijo come y disfruta de su plato. Aunque como en todo, hay fases, y lo mejor es aplicar el sentido común.

Elliot y Lou han pasado por varias etapas, algunas muy frustrantes para mí, en las que no probaban casi nada de los que les preparaba, solo jugaban con la comida. Según mi experiencia, fue entre los 2 y 3 años cuando cada comida era un nuevo reto y cuando, como madre, tuve que aprender a confiar en ellos y tener siempre en mente que si la base de su alimentación es buena, habrá días mejores y otros «menos mejores».

Me he dado cuenta de que, en general, presentarles los ingredientes por separado, de formas diferentes y con algo para dipear siempre funciona. Les parece divertido y muestran mucho más interés a la hora de probar alimentos nuevos.

12 alimentos aconsejables para niños

1. Tahini
2. Semillas de cáñamo
3. Brócoli y verduras de hoja verde
4. Dátiles
5. Linaza
6. Aceite de coco
7. Aguacate
8. Yogur, kéfir
9. Huevos
10. Gachas de avena
11. Legumbres y garbanzos
12. *Nut butters* (mantequilla de frutos secos)

CONSEJOS PRÁCTICOS

1. Sé el mejor ejemplo
Si tú comes brócoli, arroz integral y tomas el yogur sin azúcar, seguro que a los niños les parecerá lo normal; además, todo resultará más fácil si los dos padres estáis de acuerdo en el tema.

2. Apuesta por lo natural, sin etiquetas ni obsesiones
No hace falta ponerle etiquetas a la comida. Sigue tu instinto y no te obsesiones con las excepciones que puedan darse, como en las fiestas de cumpleaños. Podemos provocar el efecto contrario y crear ansiedad.

3. Empieza desde que son pequeños
Cuanto antes comiences a acostumbrar a tus hijos a comer de forma saludable, todo será más fácil para todos, aunque habrá fases más sencillas que otras.

4. Cocina y haz la compra con ellos
Cocinar con ellos, aparte de ser divertido y bastante entretenido, hace que se interesen más por la cocina y por el resultado final. Seguro que les anima a probar alguna receta o ingrediente nuevos.

5. No fuerces nunca
Yo soy de las que piensan que forzar en el tema de la comida nunca ha dado buenos resultados. Los niños (y hasta nosotros) pasan distintas fases, y hay que confiar en su instinto.

6. Elimina los refinados (azúcares, harinas, sales, etc.)
Intenta, dentro de lo posible, reducir y eliminar los productos refinados y procesados de su alimentación; busca sustitutos saludables.

7. Hazlo fácil
No te compliques: hazlo fácil para ti y para ellos.

8. Juega con texturas, formas y colores
La comida tiene que entrar por los ojos, y más si es para niños. A la hora de preparar verduras y frutas, piensa en diferentes texturas, formas y colores para hacerlas más divertidas y atractivas.

9. Añade verduras a crepes, *pancakes*...
Así tendrán más minerales y antioxidantes. Es tan fácil como incorporar a las masas de crepes, tortitas, muffins o pasteles verduras ralladas como zanahorias, remolachas o calabacín.

10. Ten a mano snacks saludables
Si tienes peques, sabes lo importante que es contar siempre con algún snack y será mucho mejor si es saludable. Intenta disponer de algo preparado para no tener que darles un tentempié lleno de azúcares refinados.

ÚLTIMOS CONSEJOS Y MÉTODOS EFICIENTES

Sé que hay muchas dudas y miedos a la hora de adoptar una alimentación vegetariana por el tema de la proteína y el calcio. La gente se plantea preguntas del tipo: ¿estaré comiendo equilibrado? o ¿no me faltarán proteínas? Por eso, quiero compartir algunos consejos para que puedas empezar a introducir más alimentos del mundo vegetal en tu alimentación, asegurándote de que no te falte de nada.

Proteínas y alimentación vegetariana

Hay un gran abanico de productos que son fuente de proteínas en una alimentación vegetariana. Estos son algunos de los que más consumimos en casa:

- Legumbres
- Garbanzos
- Tofu orgánico
- Semillas de cáñamo
- Semillas de chía
- Quinoa
- Trigo sarraceno
- Verduras de hoja verde
- Frutos secos y semillas
- Huevos orgánicos

Para incrementar la absorción de la proteína es importante acompañarlos de un poco de vitamina C, como zumo de limón, naranja, zanahoria, remolacha o perejil, por ejemplo.

Alimentos como los huevos, la quinoa, el sarraceno o las semillas de chía constituyen fuentes de proteína completa. Algunas legumbres son, en cambio, incompletas, ya que solo tienen ocho aminoácidos. Combinando las lentejas con arroz o algún cereal, por ejemplo, conseguirás una proteína completa.

¿Cómo añadir más proteínas en tu día a día?

Estas son algunas ideas para ponértelo fácil en tus preparaciones diarias:

- Añade semillas de cáñamo a tus ensaladas, batidos, pestos, yogures o salsas; la recomendación diaria serían 2 cucharadas. Busca las semillas peladas y consérvalas en la nevera.
- Añade proteína de guisante o cáñamo en batidos.
- Usa harina de garbanzo para hacer las crepes *soccas*.
- Añade tofu, un huevo poché o hummus a tus platos.
- Prepara, para desayunar o como snack, pudin de chía.
- Añade semillas y frutos secos a tus ensaladas o platos.
- Hornea garbanzos o legumbres para darles un toque crujiente.

Pequeños trucos y consejos

Hay algunos métodos muy sencillos, pero al mismo tiempo muy eficaces, a la hora de potenciar el sabor de los platos.

- **Hornear y tostar:** parece simple y lo es: en general, hornear potencia el sabor natural de tus ingredientes, ya sean verduras o frutas.
- **Marinar:** marinar verduras y frutas también puede potenciar el sabor de estas si las mezclas con aceites, especias y hierbas frescas.
- **Sal:** la sal ha tenido mala reputación durante años, y, sin embargo, una pizca de sal como toque final de un plato puede ser la clave. Acuérdate de usar sal de calidad. Yo prefiero poner sal poco a poco, siempre puedo rectificar al final. Prueba a mezclarla con recetas dulces, como en compotas o en postres con chocolate, te sorprenderá.
- **Toque ácido:** añadir un toque de limón o de vinagre de manzana a salsas, cremas o sopas puede mejorar un plato.
- **Remojar/activar:** se recomienda dejar en remojo granos, cereales (como quinoa, arroz, etc.) y legumbres para facilitar su cocción y que sea más rápida, con el fin de hacerlos más digestivos e inactivar los inhibidores nutricionales (tóxicos naturales de defensa de las semillas como el ácido fítico y los taninos). Este proceso de dejar en remojo también se conoce como «activado», en el caso de los frutos secos. Ayuda a favorecer la absorción de sus proteínas. Puedes añadir un activador para facilitar este proceso: para cereales y legumbres, incorpora una cucharada de vinagre de manzana (o zumo de limón) por litro, y en el caso de los frutos secos, una cucharadita de sal marina.
- **Piensa en doble:** como hablamos en *batch cooking*, piensa en doble; cuando cuezas legumbres o cereales, intenta hacer más cantidad y tendrás medio plato ya listo.
- **Los congelados:** en general, las verduras orgánicas congeladas son más baratas y no pierden nutrientes. Yo intento tener siempre en mi congelador fruta y verdura que he troceado para batidos (plátanos, mangos, aguacate, remolacha, coliflor), pero también compro verduras congeladas como brócoli, espinacas y guisantes para usar en cremas, pastas y batidos.

Con un poco de cáscara de limón, de naranja, finas hierbas, almendras o semillas tostadas podemos pasar de un plato sin acabar a tener uno con un toque especial.

PROPUESTA DE
UN MENÚ SEMANAL

En esta página te propongo menús para una semana completa, basados en algunas recetas de este libro que te puedan servir de guía para entender mejor cómo funciona mi planificación semanal.

BATCH COOKING	1. Albóndigas vegetarianas | 2. Labneh | 3. Pesto al gusto | 4. Mermelada de manzana y fresas | 5. Mantequilla de avellanas | 6. *Crackers* | 7. Patés vegetales | 8. *Bliss balls* | 9. Quinoa pilaf		
	DESAYUNO	**COMIDA**	**CENA**
LUNES	*Porridge* de otoño con mantequilla de avellanas	Carpaccio de remolacha + tostada de aguacate	Albóndigas vegetarianas con puré de boniato
MARTES	The Breakfast Bowl	Restos de albóndigas con tzatziki de labneh y paté vegetal en hoja de lechuga	Quinoa pilaf
MIERCOLES	Batido con quick granola	Restos del quinoa pilaf con *cracker* y paté vegetal	Fritatta de puerros, acelgas y queso de cabra
JUEVES	Pudin de chía con compota de fresas y manzana y pistachos	Huevos revueltos con pesto, labneh, espinacas, aguacate y germinados	Crema de puerro y boniato con *toppings*
VIERNES	*Pancakes* veganos	Ensalada de garbanzos salteados con rúcula, feta, pera, col y kale	Pizza de coliflor con *toppings* y pesto

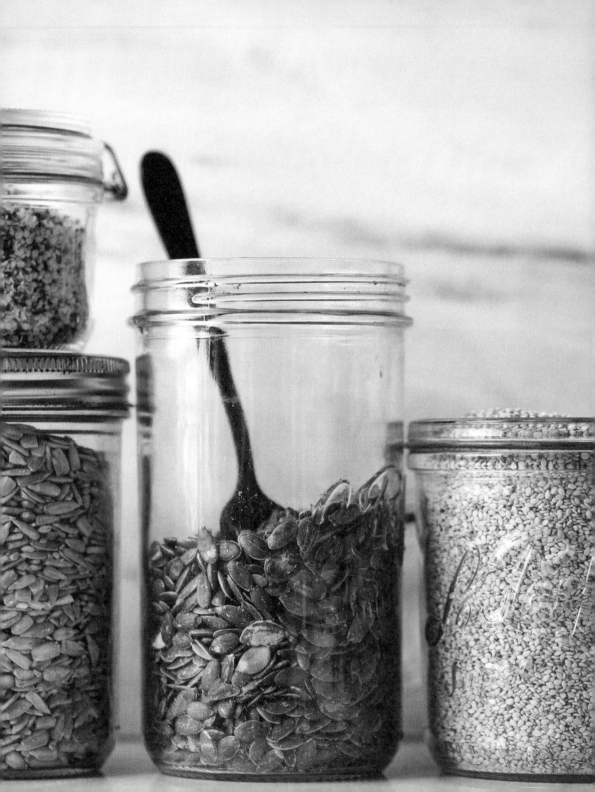

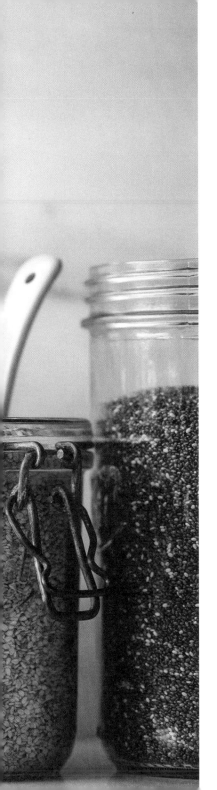

COMBINACIONES BÁSICAS

Ahora sí, toca cocinar. En este libro he recopilado muchas recetas fáciles, rápidas —unas más que otras— y muy apetecibles, todas ellas pensadas para hacerte la vida más fácil durante la semana o en cualquier otra ocasión.

Incluye recetas que puedes preparar por adelantado el día que dedicas al *batch cooking* y muchas ideas para combinar después estos básicos y conseguir en un momento nuevas creaciones ricas y sanas. Aprenderás, por ejemplo, cómo se preparan unas Biotiful *oats*, gachas de avena que se dejan en remojo la noche anterior y a las que se agregan fruta, miel o frutos secos en el desayuno de la mañana siguiente. También encontrarás indicaciones para hacer *smoothies* saludables y deliciosos, *grain bowls* ricos y equilibrados y propuestas para crear salsas y *toppings*, que darán a tus platos un toque especial.

En cada una de estas preparaciones, comparto, además, algunas de mis combinaciones favoritas para animarte a probarlas y variar las recetas básicas según tus gustos o lo que tengas en la nevera y la despensa.

BIOTIFUL 'OATS'

Los Biotiful *oats* son copos de avena remojados en leche vegetal, zumo de fruta o la combinación de ambos. Lo preparas, lo dejas en la nevera toda la noche y por la mañana tienes tu desayuno listo. Suelo prepararlo cuando ya ha pasado la temporada de los *porridges*, empieza a hacer más calor y me apetece algo nutritivo y saciante, pero no caliente. Las combinaciones son infinitas; puedes jugar con diferentes tipos de copos de cereales, de especias, etc. Aquí te ofrezco tanto la receta básica como algunas de mis combinaciones favoritas.

 4 minutos   2 personas

Todo el año

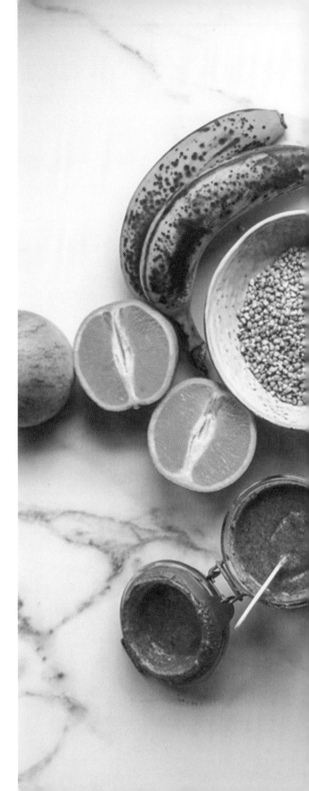

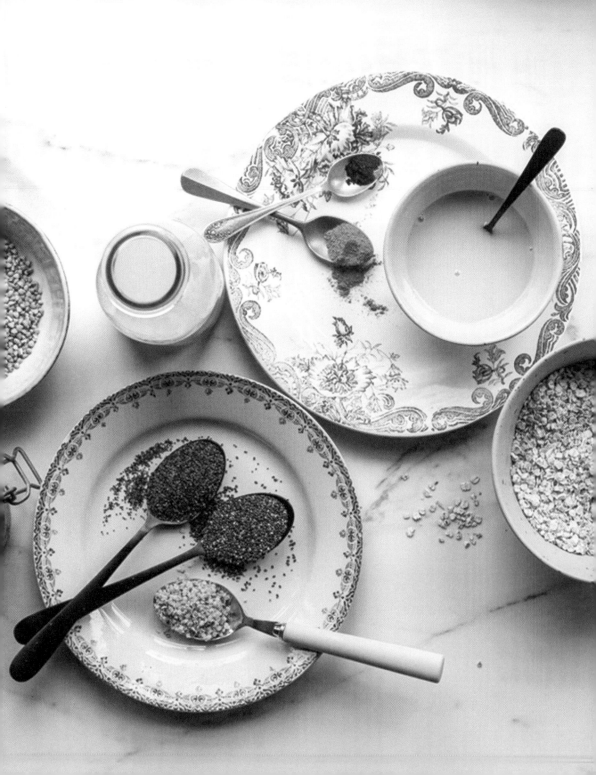

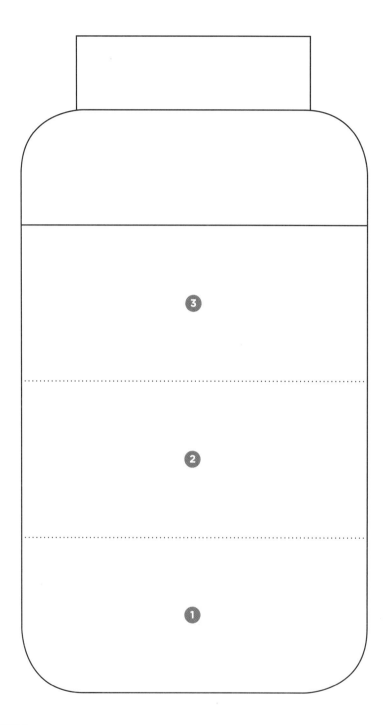

¿Cómo construir unos Biotiful *oats*?

1. 1 cup o 100 g de copos de avena, de trigo sarraceno, de quinoa o de mijo

....

2. 1 ½ cups o 375 ml de leche, agua, zumo de fruta o verdura, o de una combinación de dos de estos líquidos (por ejemplo, leche vegetal y zumo de fruta)

....

3. 2 cucharadas de chía, linaza, cáñamo, amapola o sésamo (mi combinación favorita es de chía y cáñamo)

Extras

1-2 cucharaditas de especias en polvo: canela, vainilla, cardamomo, jengibre, cacao crudo, etc.

1 cucharada de endulzante: miel, sirope de arce (opcional)

No tienes más que mezclarlo todo en un bol o un tarro de vidrio y dejarlo reposar durante un mínimo de 30 minutos o, si se puede, toda la noche en la nevera. No olvides tapar herméticamente el tarro.

Se conserva durante 2-3 días en la nevera, bien cerrado. En el momento de servir, recuerda volver a mezclarlo. Puedes añadir un poco de leche o yogur si ves que necesita más líquido. Te aconsejo siempre servirlo con algo colorido, por el contraste visual.

Algunas de mis combinaciones favoritas:

- ⊛ Copos de avena, vainilla en polvo, zumo de naranja, leche de avena, manzana rallada, canela, pasas y avellanas troceadas.

- ⊚ Copos de avena, semillas de cáñamo, leche de avena, mantequilla de cacahuete, fresas y sirope de arce.

- ⊚⊛ Copos de avena, cardamomo, leche de avena, frambuesas, jengibre rallado y tahini.

- ⊚ Copos de avena, chía, leche de coco, cerezas, chocolate troceado y coco.

- ⊛ Copos de quinoa, melocotón, jengibre, polen y semillas tostadas.

- ❄ ⊛ Quinoa, semillas de cáñamo, compota de manzana y praliné.

- ❄ ⊛ ⊚ ⊛ Copos de avena, compota de arándanos (pueden ser congelados), jengibre rallado y tahinitella.

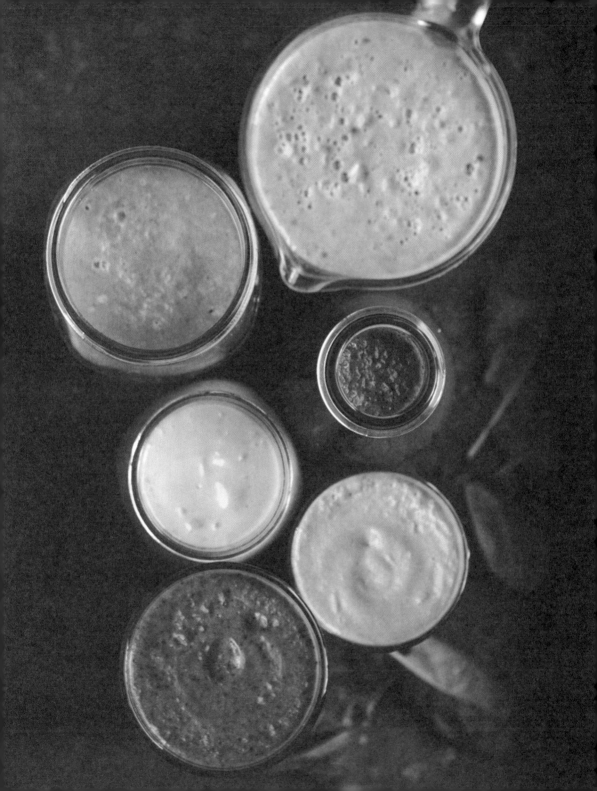

BIOTIFUL 'SMOOTHIES'

Los batidos, sobre todo los verdes, me han ayudado mucho a mejorar mi salud digestiva y a recuperar mi energía cuando más lo necesitaba. En este apartado, te cuento qué tienes que agregarle a tu *smoothie* para conseguir una textura y un sabor equilibrados. Además, comparto combinaciones varias para que tengas inspiración y empieces a incorporarlos en tu día a día.

Si tu batidora no es muy potente, un buen truco es licuar primero el líquido que vayas a usar con la(s) verdura(s) de hoja verde y añadir después el resto de los ingredientes. De esta forma, te aseguras que no haya grumitos. Yo prefiero tomarlos por la mañana, recién preparados, porque me sientan mejor, pero puedes tomarlos cuando te apetezca.

¿Cómo construir un Biotiful *smoothie*?

1. Líquido

1 cup o 250 ml de agua, agua de coco, leche vegetal, zumo de fruta, etc.

Empieza por una cantidad pequeña y ve añadiendo más a medida que obtengas la textura deseada. Si agregas menos líquido, lograrás un *smoothie bowl* que podrás tomar con cuchara para así asimilarlo mejor.

2. Verdura

un puñado, cruda o congelada, de espinaca, kale, apio, aguacate, guisantes, brócoli, remolacha, hinojo, coliflor, pepino, etc.

En general, usamos verdura cruda, aunque la coliflor suele estar hervida antes y luego congelada para batidos.

En los congeladores de las tiendas bio, encontrarás coliflor, brócoli y espinacas ya congeladas y listas para su uso.

Añade un poco de zumo de limón o un trocito de jengibre para equilibrar el sabor fuerte de algunas verduras de hoja verde.

3. Fruta

fresca o congelada: plátano, mango, pera, fresa, frambuesa, arándanos, naranja, etc.

Las uso congeladas con el fin de que el batido esté más cremoso y frío, para cuando hace mucho calor y me apetece algo más refrescante.

Puedes combinar algunas frutas como plátano y arándanos, o mango y frambuesas.

4. Especias

vainilla, jengibre, cardamomo, canela, cacao, etc.

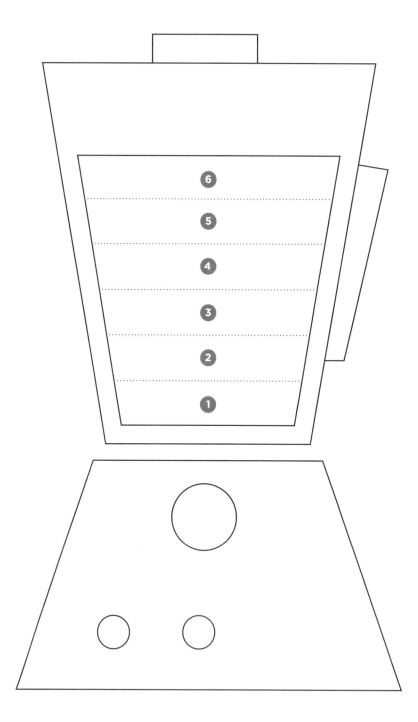

5. Endulzante

dátiles o zumo de frutas como naranja o manzana

6. Extras

mantequilla de fruto seco, tahini, proteína o semillas de cáñamo, coco rallado, linaza molida, semillas de chía, anacardos remojados, jengibre de raíz, cacao crudo en polvo, etc.

Algunas de mis combinaciones favoritas:

- ❄️ 🌱 ⚙️ ☀️ 1 cup o 250 ml de zumo de naranja, 200 g de arándanos frescos o congelados, ½ cucharadita de cardamomo, ½ hinojo crudo, 1 dátil y 1 plátano maduro.
- ❄️ 🌱 ⚙️ ☀️ 1 cup o 250 ml de agua, un puñado de anacardos remojados, 200 g de frambuesas congeladas, 1 plátano, 1 cucharada de linaza molida, 4-5 ramilletes de coliflor congelada y ½ cucharadita de vainilla en polvo.
- ❄️ 🌱 1 cup o 250 ml de agua de coco o zumo de manzana, un puñado de espinacas, ½ aguacate congelado, zumo de 1 lima, 1 cm de jengibre fresco pelado y 1 dátil.

- ❄️ 1 cup o 250 ml de leche de coco o de avena, 1 mango, ½ cucharadita de cúrcuma en polvo, 1 cucharadita de polen, 1 cucharadita de miel y unos trozos de coliflor congelados.
- ❄️ 🌱 ⚙️ ☀️ 1 cup o 250 ml de leche de avena, 1 remolacha pequeña cruda cortada, 1 cm de jengibre pelado, 1 dátil, 1 plátano, ½ cucharadita de cardamomo en polvo, una pizca de vainilla.
- ❄️ 🌱 1 cup o 250 ml de leche de avena, 1 plátano, 2 tallos de apio, espinaca congelada, brócoli, 1 cucharada de mantequilla de almendra, 1 cm de jengibre pelado y el zumo de 1 limón.
- ☀️ 300 ml de agua, un puñado de anacardos activados en agua y colados, ½ calabacín congelado, 2-3 cucharadas de cacao crudo en polvo, 2 dátiles, una pizca de sal y 1 cucharadita de vainilla en polvo.
- ⚙️ ☀️ 1 cup o 250 ml de leche de avena, 1 plátano congelado, 200 g de frambuesas, 1 cm de jengibre pelado, 1 cucharadita de tahini y ½ aguacate.

Si lo quieres un poco más dulce, siempre puedes añadir ½ plátano maduro o 1 entero, 1 pera madura o 1 dátil.

BIOTIFUL 'BOWLS'

Estos boles son perfectos para aprovechar restos de preparaciones que tenemos en la nevera gracias al *batch cooking*. Puedes combinar diferentes restos de algún tipo de cereal, de alguna proteína vegetal, algo verde y fresco, algo crujiente, alguna salsa... y listo. Tienes una comida nutritiva y deliciosa lista en 6 minutos. Intenta escoger verduras de temporada siempre que puedas.

¿Cómo elaborar un Biotiful *bowl*?

1. **Base**
   Empezamos construyendo nuestro bol con una base de cereal o pseudocereal que podemos tener ya listo en la nevera del día del *batch cooking*. Prueba a cocerlos en caldo vegetal para darles más sabor. Puedes usar quinoa, mijo, arroz, trigo sarraceno, cuscús...; lo que más te guste o tengas en la nevera ya listo.

2. **Verduras de temporada** (crudas, maceradas, salteadas u horneadas)

   Añadiremos alguna verdura o verduras crudas, como hojas de lechuga, rúcula, berros, espinaca baby, tomates cherry asados o crudos, pepino en rodajas, za-nahorias horneadas o encurtidas, y también verduras salteadas u horneadas para más contraste de sabores y texturas, como dados de boniato o berenjenas asadas.

3. **Proteína** (huevos, garbanzos, lentejas, kale, tofu salteado)

   Añadiremos luego alguna proteína, como un huevo duro o poché, o bien garbanzos, lentejas maceradas, kale o tofu salteado, por ejemplo.

4. **Salsa**
   No siempre es necesario añadirle salsa si ya de por sí los ingredientes del *grain bowl* son lo bastante sabrosos, pero a veces sí hay que añadir una vinagreta, un pesto o salsa para evitar que el plato sea muy soso.

5. **Hierbas frescas**
   Te aconsejo desde ya empezar a usar más hierbas frescas en tus recetas: aparte de por sus propiedades digestivas, porque el plato mejora de forma notable. Prueba con eneldo, albahaca, cilantro, cebollino, perejil o menta, o una combinación de 2 o 3 de ellas.

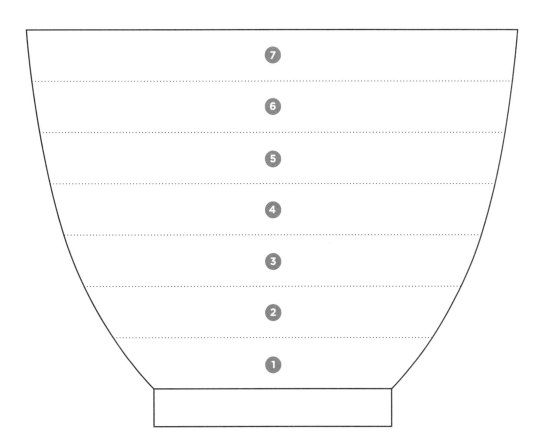

6. *Crunchy*

Añadir algo crujiente ayuda a potenciar el contraste de texturas, como unas semillas de calabaza tostadas, trigo sarraceno tostado o nuestro *crunchy* de trigo sarraceno ahumado, unos picatostes o algún *cracker*.

7. **Extras**

Añade unas láminas de parmesano, un poco de queso feta desmenuzado, unas rodajas de manzana o bolitas de sandía, unas aceitunas jugosas, un poco de cáscara de limón o unos encurtidos, y ya le habrás dado el toque final a este *grain bowl*.

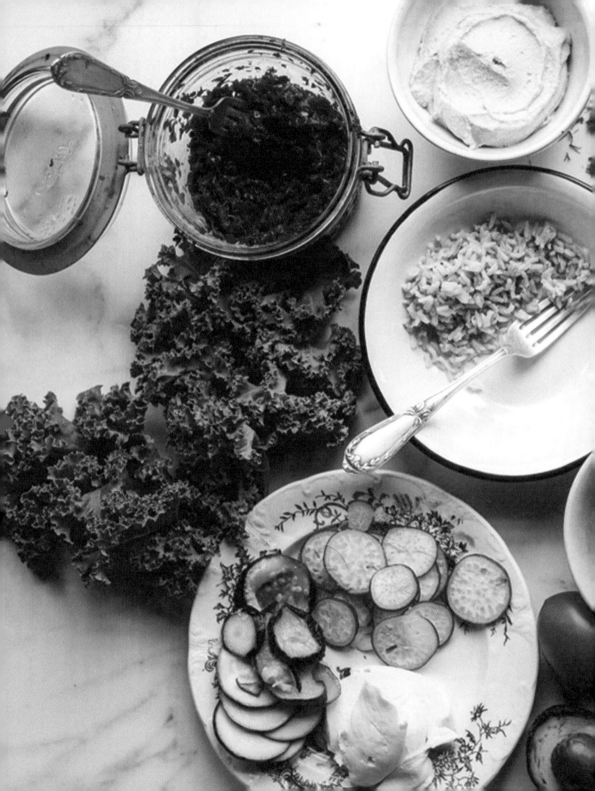

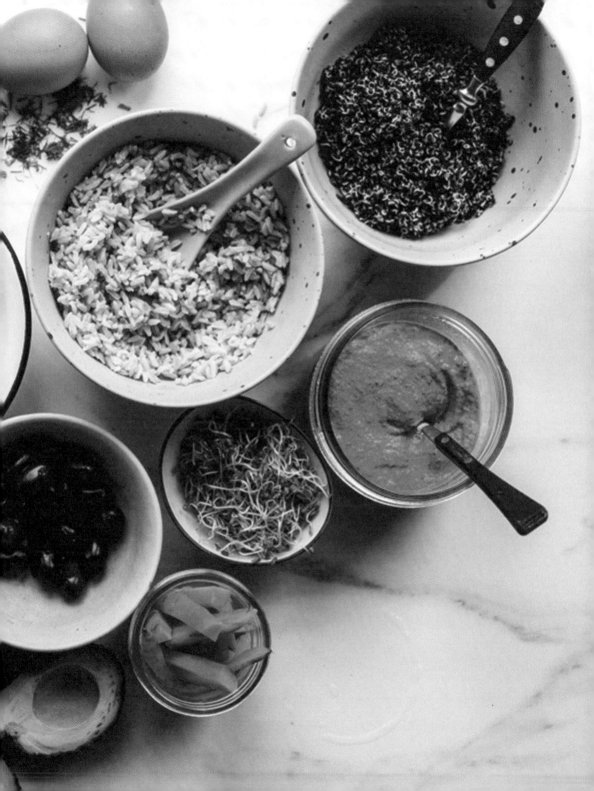

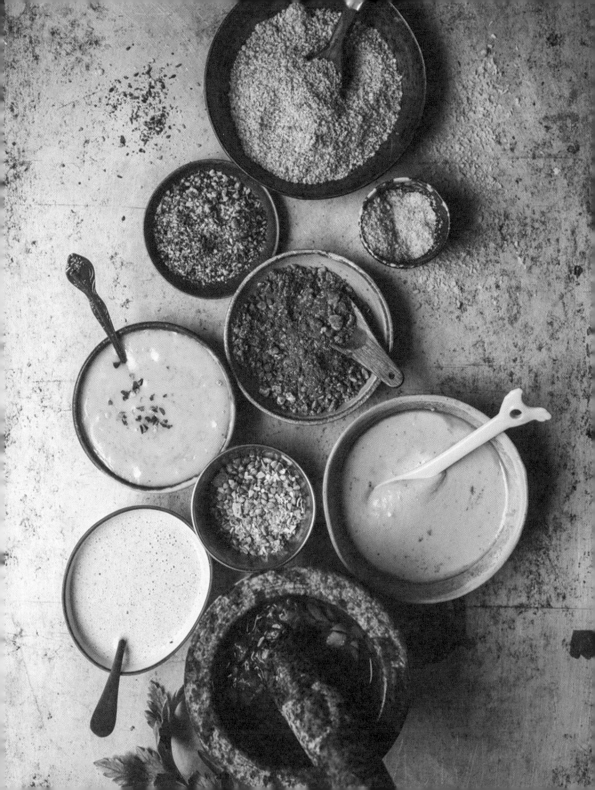

'TOPPINGS' Y SALSAS

A veces, una receta solo necesita algún *topping* extra o una buena salsa para mejorar sustancialmente o darle ese toque final. Mis favoritos son el praliné, que uso para casi todos mis desayunos; una salsa de tahini; una mayonesa infalible y sus variantes, o un gomasio de algas. En el resto del libro también encontrarás varias recetas con salsas diferentes para ir probando combinaciones nuevas y saludables. Se pueden hacer durante todo el año.

PRALINÉ

⏱ 15 minutos   🫙 1 tarro mediano

1 cup o 150 g de avellanas crudas
1 cucharada de azúcar de coco
1-2 cucharadas de cacao crudo en polvo
una pizca de sal marina

Hornea las avellanas unos 10-12 minutos a 170 °C o hasta que estén ligeramente doradas. Pon todos los ingredientes en tu robot de cocina o batidora durante unos segundos, pero no demasiado: tiene que quedar una textura arenosa y con algunos trocitos. Guárdalo en un tarro hermético en un lugar seco. Se conservará durante varias semanas en la despensa.

Puedes usarlo sobre *porridges*, yogur o fruta troceada. ¡O sobre lo que más te apetezca!

'MIX' DE COCO Y CÚRCUMA

⏱ 2 minutos   🫙 1 tarro mediano

1 cup o 60 g de coco rallado
3 cucharaditas de cúrcuma en polvo
1 cucharadita de canela en polvo

Mézclalo todo en un bol y guárdalo en un tarro hermético. Se conservará durante varias semanas en la despensa.
Úsalo para decorar *bliss balls*, tartas sin hornear, *porridges*, etc.

GOMASIO DE ALGAS

⏱ 10 minutos   🫙 1 tarro mediano

1 cucharada de sal de calidad
1 cup o 150 g de semillas de sésamo
1 o 2 hojas de alga nori

Primero, tuesta ligeramente las semillas de sésamo en una sartén antiadherente durante unos 3 minutos. Añade las algas troceadas y tuesta 2 minutos más. Deja enfriar. En un mortero, incorpora las semillas de sésamo con las algas y la sal. Muélelo todo hasta que adquiera una consistencia más arenosa. Puedes hacerlo con una batidora, aunque te recomiendo usar el mortero para que la textura no sea tan pegajosa, pues no es lo que buscamos. Guárdalo en un tarro en la despensa. Se conservará entre 4 y 6 meses.

Úsalo sobre ensaladas, cereales o granos cocidos, tostadas o cremas.

CRUJIENTE DE TRIGO SARRACENO AHUMADO

🕐 8 minutos   ▭ 1 tarro mediano

1 cup o 180 g semillas de trigo sarraceno crudas
un puñado de nueces crudas
1 cucharadita de pimentón ahumado
1 cucharadita de sal normal o ahumada
3 cucharadas de levadura nutricional

En una sartén antiadherente, tuesta las semillas de trigo sarraceno y las nueces durante 5-7 minutos o hasta que estén doradas. Deja enfriar y trocea ligeramente. En un bol, añade todos los ingredientes y mezcla bien. Guárdalo en un tarro hermético en la despensa. Se conservará durante varias semanas.

Úsalo para añadir a tus platos un toque crujiente y ahumado.

SALSA DE TAHINI

🕐 5 minutos   ▭ 1 tarro mediano

½ cup o 125 ml de tahini (blanco u oscuro)
4-6 cucharadas de zumo de limón
½ diente de ajo picado (opcional)
1-2 cucharadas de sirope de arce
una pizca de sal y pimienta
1 cucharadita de mostaza (opcional)
½ cup o 125 ml de agua (más o menos)

Pon todos los ingredientes en un bol o una batidora y licua hasta tener una textura lisa y sin grumos. Prueba y rectifica a tu gusto; puedes poner más o menos agua según la textura que busques. Guárdala en un tarro hermético en la nevera. Se conservará durante 4 días o incluso más.

Puedes usarlo en tus ensaladas, para dipear o para untar en tus sándwiches. Si no lo has probado nunca, empieza con el tahini blanco, ya que su sabor es más suave.

MAYONESA AHUMADA

🕐 5 minutos   ▭ 1 tarro pequeño

1 yema de huevo orgánico
1 cucharadita de mostaza tipo Dijon
100 ml de aceite de oliva
zumo de ½ limón
una pizca de sal
1 cucharadita de pimentón ahumado (o cúrcuma)
cebollino fresco

En un bol de boca ancha, pon la yema de huevo. Añade la cucharadita de mostaza y mezcla un poco. Agrega muy poco a poco el aceite de oliva y ve mezclando sin parar con un batidor manual, hasta tener una textura cremosa y lisa, pero no líquida. Incorpora más o menos 100 ml de aceite de oliva, un poco de sal, pimentón ahumado y cebollino fresco picado, si quieres. Guárdalo en un tarro hermético en la nevera. Se conservará durante unos 4 días.

Puedes usarlo en tus sándwiches, ensaladas, para rellenar huevos cocidos, etc.

SALSA DE SEMILLAS DE CÁÑAMO

⏱ **3 minutos**   🫙 **1 tarro mediano**

½ cup u 80 g de semillas de cáñamo
cáscara de 1 limón
zumo de 1 limón
2 cucharadas de aceite de oliva
1 cucharadita de sirope de arce
½ diente de ajo (opcional)
¼ de cup o 60 ml de agua o más,
    si necesitas
4 cucharadas de cebollino picado
sal y pimienta

Simplemente, tritura todos los ingredientes en la batidora hasta obtener una textura lisa. Prueba y rectifica a tu gusto. Guárdalo en un tarro hermético en la nevera. Se conservará durante unos 4-5 días.

Puedes usarlo en tus ensaladas o como dip.

VINAGRETA DE HIERBAS FRESCAS

⏱ **4 minutos**   🫙 **1 tarro pequeño**

un puñado pequeño de perejil
un puñado pequeño de menta (o albahaca
    o mezcla de las dos)
¼ de cup o 60 ml de aceite de oliva
1 cucharadita de alcaparras
zumo de ½ limón
1 cucharada de vinagre de manzana
1 chalota picada o ½ cebolla roja
sal y pimienta

Limpia las hierbas frescas. Pon todos los ingredientes en un mortero y pícalo todo. También puedes usar la batidora. Guárdalo en un tarro hermético en la nevera, dura unos 8 días.

Puedes usarlo para darles sabor a tus verduras asadas, en sándwiches o para aderezar cereales, por ejemplo.

Consejos para mejorar tus salsas en general:

- Si tu salsa es demasiado ácida, añade un pelín de endulzante, como sirope de arce o un dátil.
- Si tu salsa está demasiado aceitosa, incorpora hierbas frescas o algo ácido, como vinagre de manzana o zumo de limón.
- Si le falta sabor, agrega algo como miso, tamari, aceitunas o parmesano.
- Si está demasiado líquida, añade mantequilla de frutos secos, aguacate, yogur o kéfir.

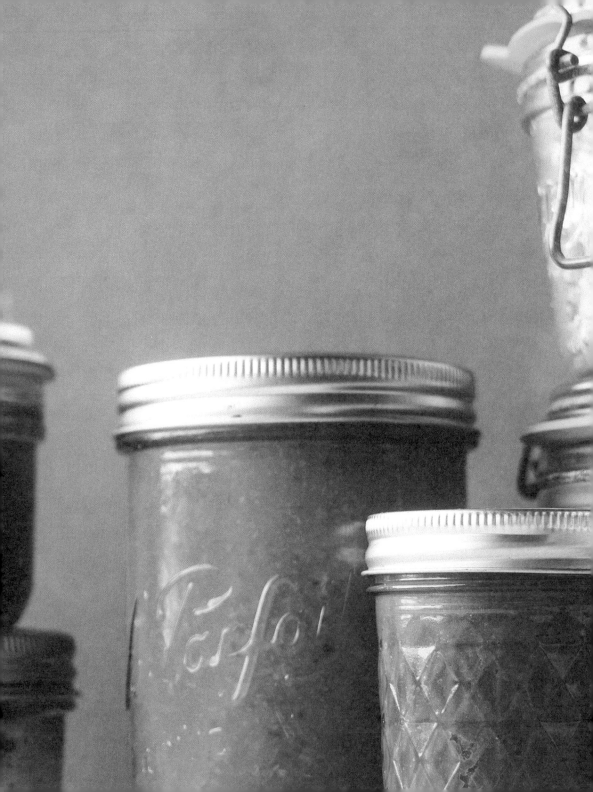

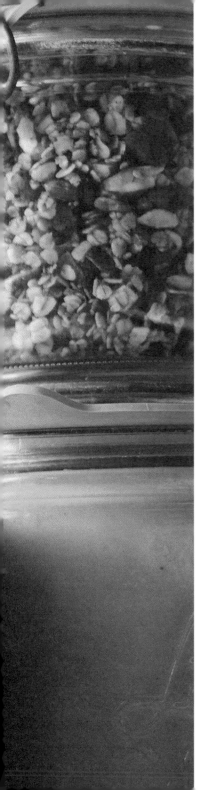

'BATCH COOKING'

El siguiente apartado se centra en mis PREPARACIONES BÁSICAS, tanto dulces como saladas, para el *batch cooking*. Estas serán un buen punto de partida para elaborar desayunos, comidas, cenas o snacks saludables en poco tiempo. Mi propuesta con esta parte es que ganes tiempo con recetas básicas que sirven de comodín, que son fáciles de adaptar y que, sobre todo, te proporcionarán ideas diferentes para tus platos.

En el apartado dedicado al DESAYUNO comparto mis recetas favoritas para que durante la semana tengas un montón de ideas para empezar el día de forma fácil y siempre saludable; además, así podrás ir variando tus desayunos.

El siguiente apartado se centra en COMIDAS Y CENAS, y está dividido en secciones por tiempo de preparación: menos de 10, 20 y 30 minutos o más de 30 minutos, para ocasiones más especiales o para el fin de semana. Siempre indican qué puedes ir adelantado el día del *batch cooking*.

Como a mí me encanta acabar con un toque dulce, el último apartado está dedicado a POSTRES Y SNACKS, fáciles de preparar, para todos los gustos y para varias ocasiones.

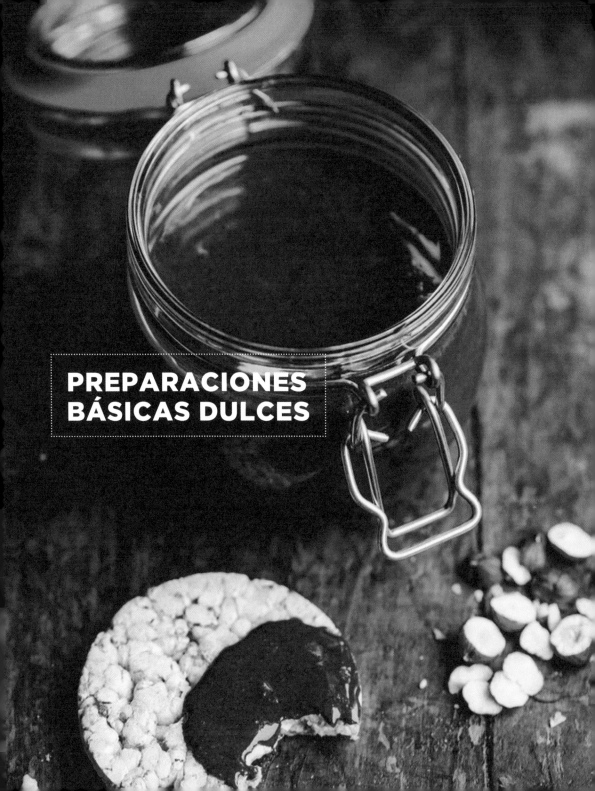

PREPARACIONES BÁSICAS DULCES

CREMA DE CHOCOLATE

🕐 20 minutos

🫙 1 tarro mediano

Todo el año

Si tuviese que escoger dos ingredientes dulces, seguro que iría a por las avellanas y un buen chocolate negro. Imagínatelos combinados: puedes conseguir una crema de chocolate increíble que hará que te olvides de la Nutella para siempre. Prepara una mantequilla de avellanas y combínala con chocolate negro derretido. Importante: escoge siempre un chocolate de calidad, del 70 % de cacao como mínimo.

2 cups o 300 g de avellanas
100 g de chocolate negro del 70 % de cacao
una pizca de sal
½ cucharadita de vainilla
1 dátil (opcional)
¼ de cup o 60 ml de café orgánico (opcional)

Hornea las avellanas unos 10-12 minutos a 170 °C. Déjalas enfriar y tritúralas en un robot de cocina o bien en una batidora muy potente tipo Vitamix. Consulta la receta de mantequilla de frutos secos para ver todos los detalles *(ver página 86)*. Puedes tenerla preparada con antelación, ya que se conserva durante varias semanas.

Pasados unos minutos, cuando tengas la textura lisa de mantequilla de avellanas (tarda unos 12-15 minutos), añade el chocolate negro fundido al baño maría, la sal y la vainilla. Vuelve a procesar hasta obtener una crema de chocolate lisa y untuosa. Guárdala en un tarro hermético. Fuera de la nevera dura unas semanas, ¡aunque seguro que te la habrás comido antes! Puedes guardarla en la nevera, pero la textura se solidificará un poco.

Puedes tener la mantequilla de avellanas ya lista.

Úntala sobre pan, con crepes o pancakes, y sírvela con fruta o yogur.

Prepárala para la receta de galletas rellenas o para la de crepes.

CREPES 3-2-1

Antes de hacer una crepe, ten en cuenta estos consejos:

- *Es importante que uses una sartén antiadherente de calidad.*
- *Deja reposar la masa antes de hacer las crepes y, cuando vayas a usarla, vuelve a mezclarla.*
- *En mi opinión, la masa que se bate a mano sale mejor que si se licuan los ingredientes en la batidora, pero las dos opciones funcionan.*
- *A la hora de hacer las crepes, vierte ⅓ de cup u 80 ml de masa en la sartén bien caliente y con un poco de materia grasa.*
- *Después de la primera crepe, baja un poco el fuego.*

Mi madre nos preparaba crepes los fines de semana y creo que no podía faltar en este libro una receta básica y a la vez versátil de unas crepes sin gluten. Aquí tienes la receta base, en la que puedes usar harina de trigo sarraceno o de arroz, o bien una combinación de ambas, mi preferida. En el libro, encontrarás dos propuestas de relleno, una dulce y otra salada. Además, añadiendo un puñado de espinacas, remolacha o zanahoria cruda y rallada estarás introduciendo verduras de forma sutil para los más peques.

Es muy fácil: piensa en la fórmula 3-2-1; es decir, 3 huevos, 2 cups o 500 ml de leche (o bien, 1 cup o 250 ml de leche de avena y 1 cup o 250 ml de agua) y 1 cup o 140 g de harina de arroz. Añade una pizca de sal y 2 cucharadas soperas de mantequilla derretida. Esta fórmula es fácil de memorizar y así ya tendrás siempre la receta de crepes a mano, aun estando de viaje.

MASA DE CREPE SIN GLUTEN

3 huevos orgánicos
1 cup o 140 g harina de arroz o de trigo sarraceno
    (o de espelta o una combinación de ambas)
2 cups o 500 ml de leche de avena
    (o 1 cup o 250 ml de leche y 1 cup o 250 ml de agua)
una pizca de sal
1-2 cucharadas de aceite de coco o de mantequilla derretida
un puñado de remolacha, zanahoria rallada o espinacas
    (opcional)

Versión cacao
Añadir 3-4 cucharadas de cacao crudo en polvo.

Pon todos los ingredientes en la batidora y licua hasta que no haya grumos. También puedes hacerlo a mano en un bol. Primero pon la harina y la sal. Haz un hueco en medio y añade los huevos uno a uno. Mezcla. Incorpora la leche y el aceite de coco y vuelve a mezclar hasta que no queden grumos.

Es importante dejar reposar la masa como mínimo unos 30 minutos.

Calienta una sartén antiadherente a fuego medio y añade 1 cucharada de aceite de coco o de mantequilla orgánica. Cuando esté caliente, vierte 80 ml de masa y cuécela durante 1-2 minutos o hasta que veas burbujitas. Con una espátula, rasca primero los laterales, dale la vuelta y cuécela 1-2 minutos más. Repite hasta agotar la masa.

La masa se mantiene unos 4 días en la nevera en un tarro hermético, y las crepes ya hechas, bien envueltas o tapadas, unos 3 días en la nevera. En los apartados de bases dulces y saladas verás propuestas de relleno.

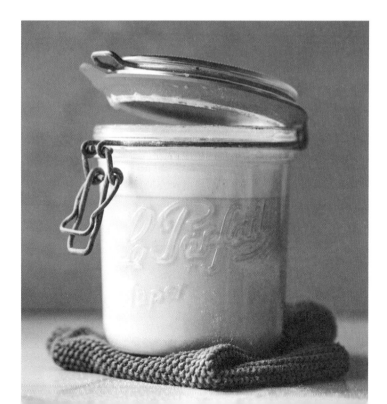

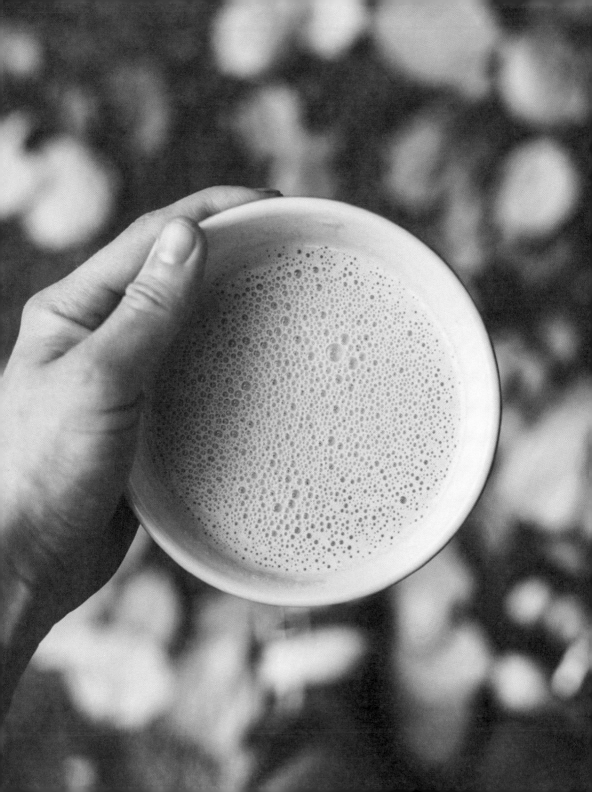

'BULLETPROOF COFFEE'

 4 minutos

 1 persona

Todo el año

Nunca había sido mucho de café antes de descubrir el *bulletproof coffee*. Se trata de un invento de un empresario californiano que descubrió esta combinación en un viaje al Tíbet. Este café «a prueba de balas», como indica su nombre, se compone de café de gran calidad, dos cucharaditas de mantequilla orgánica y aceite de coco enriquecido. Desde que lo descubrí me encantó y los días que necesito estar a prueba de balas me preparo uno y lo aderezo con vainilla o cacao crudo en polvo.

1 cup o 250 ml de café orgánico recién hecho
   (yo lo preparo con la prensa francesa tipo Bodum)
1 cucharada de aceite de coco
2 cucharadas de mantequilla orgánica
½ cucharadita de vainilla en polvo

Para mi gusto, no es preciso endulzarlo, pero si lo prefieres puedes hacerlo con un dátil o una cucharadita de sirope de arce.

Solo tienes que poner los ingredientes en la batidora y licuar a alta velocidad, durante unos 30 segundos, hasta que esté bien cremoso. Sírvelo en tu taza favorita y listo.

Puedes añadir 1 o 2 de los siguientes ingredientes: ½ cucharada de mezquite en polvo, 1 cucharadita de canela en polvo, 1 cucharada de semillas de cáñamo, 1 cucharadita de cacao crudo en polvo (mis favoritos son las semillas de cáñamo y el cacao en polvo).

Si no consumes mantequilla, añádele más aceite de coco, ghee o un puñado de anacardos remojados en agua durante unas 3 horas o 20 minutos en agua caliente.

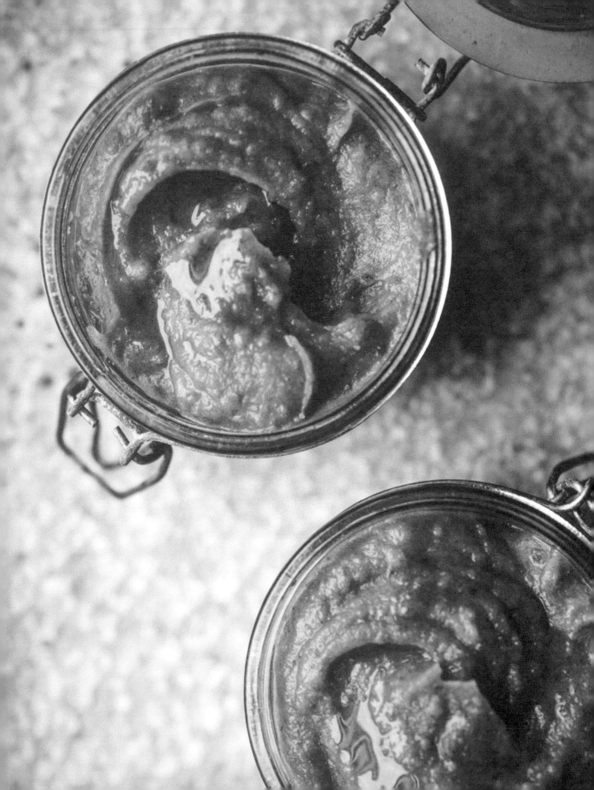

CARAMELO VEGANO

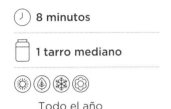

🕐 **8 minutos**

🥫 **1 tarro mediano**

☀ 🌱 ❄ ◎
Todo el año

El caramelo clásico se prepara con azúcar y mantequilla, pero también se puede hacer una versión mucho más saludable, solo con dátiles y agua, procesados hasta tener una textura lisa y cremosa. Lo ideal es usar dátiles Medjool, aunque, si no los encuentras, puedes dejarlos en remojo en agua tibia unos 30 minutos y luego colarlos para que sea más fácil conseguir la textura.

16 dátiles tipo Medjool
¼ de cup o 60 ml de agua
una pizca de sal
¼ de cucharadita de cardamomo en polvo
1 cucharada de tahini

Empieza triturando los dátiles en un robot de cocina o batidora hasta tener una textura más lisa. Añade el agua poco a poco, empezando por una cucharada, y vuelve a procesar hasta obtener una textura cremosa. Añade la sal, el cardamomo y el tahini. Sigue triturando hasta conseguir la textura deseada. Guarda la preparación en un tarro hermético en la nevera; dura toda la semana y puedes elaborarla con antelación.

Sirve con fruta, en porridges o para rellenar tartas.

Puedes ir jugando con especias, con un toque de café, de vainilla o cacao crudo en polvo.

GRANOLA MEGACRUJIENTE

45 minutos

2 tarros grandes

Todo el año

Me encantan las granolas. ¡Son adictivas!

2 ½ cups o 250 g de copos de avena
½ cup o 75 g de avellanas crudas
½ cup o 15 g de quinoa hinchada
¼ de cup o 25 g de harina de avena
¼ de cup o 35 g de semillas de girasol
½ cup o 125 ml de sirope de arce
¼ de cup o 60 ml aceite de coco o de oliva
1 cucharadita de vainilla en polvo
1 cucharadita de canela en polvo
½ cucharadita de sal en polvo
¼ de cup o 60 ml de mantequilla de avellana
    o de aceite de oliva o de coco
1 clara de huevo (opcional)
85 g de chocolate negro del 70 % de cacao como mínimo

Precalienta el horno a 160 °C y prepara dos bandejas con papel de hornear. En un bol grande, mezcla los copos de avena, las avellanas troceadas, la quinoa hinchada, la harina y las semillas.

Calienta el sirope de arce, el aceite de coco, la sal, las especias y la mantequilla de avellanas en una sartén u olla pequeña a fuego bajo. Cuando esté derretido, vierte en el bol los ingredientes secos. Mezcla y, por último, añade la clara de huevo y vuelve a mezclar. Reparte bien en una o dos bandejas de hornear y alisa bien. Hornea unos 30 minutos o hasta que esté dorada. Remueve con una cuchara de madera hacia el final de la cocción. Deja enfriar por completo fuera del horno; es un paso importante para que se quede lo más crujiente posible. Añade el chocolate negro troceado, mezcla y rompe en tropezones.

Otra opción es agregar el chocolate troceado justo antes de sacarla del horno, se fundirá. Se conserva durante semanas en 2 tarros herméticos.

Sirve con leche vegetal, fruta, yogur o como snack.

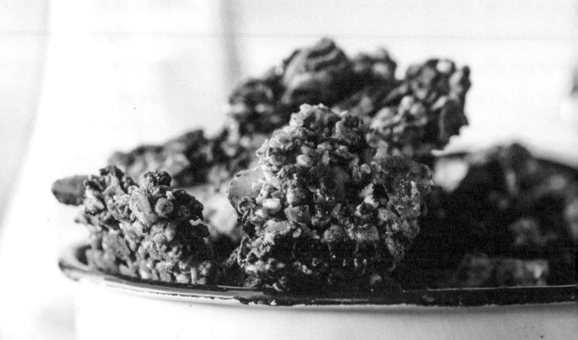

LA BOUTIQUE DE FI

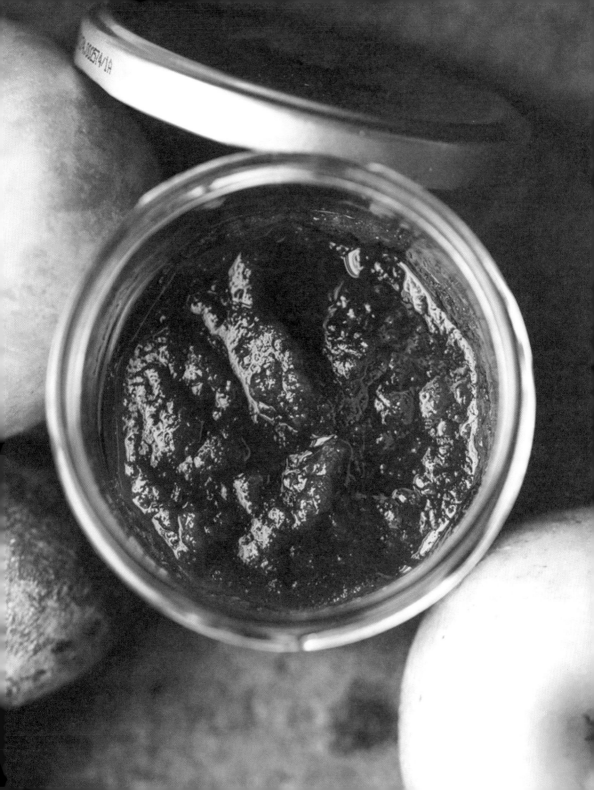

MI COMPOTA DE MANZANA PINK

20 minutos

1 tarro mediano

Otoño/invierno

Cuando llega la temporada de manzanas, me encanta preparar unos tarros de compota para los desayunos y snacks de la semana. Mi truco es escoger las manzanas orgánicas más dulces, y limpiarlas y hornearlas. Luego, solo tenemos que triturarlas en una batidora potente y así aprovecharemos toda la manzana (le habremos quitado previamente las semillas). Para hacerla más nutritiva y más colorida, a veces le añado una remolacha pequeña cruda rallada a la compota. No te sientas intimidado por la remolacha: el color final de la compota es maravilloso y el sabor de esta hortaliza no se percibe.

5-6 manzanas orgánicas medianas
½ cucharadita de vainilla en polvo
¼ de cucharadita de cardamomo en polvo
zumo de ½ limón
1 remolacha cruda pelada pequeña rallada
    (opcional, pero muy recomendable)

Limpia las manzanas, quítales las semillas y ponlas sobre una bandeja con papel de hornear. Ásalas durante unos 25 minutos a 180 °C. Sácalas del horno y deja que se enfríen. Tritura las manzanas y el resto de los ingredientes en la batidora hasta obtener una compota de textura lisa. Prueba y rectifica a tu gusto. Guárdala en un tarro hermético en la nevera; dura una semana aproximadamente.

Sirve con yogur, granola o porridge *(avena remojada).*

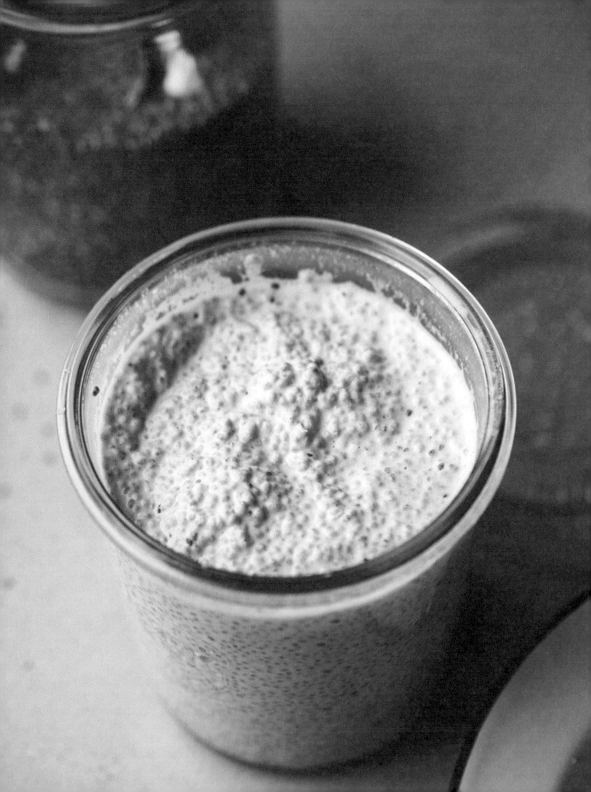

PUDIN DE CHÍA

🕐 3-4 minutos

🫙 1 tarro mediano

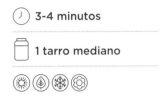

Todo el año

Te habrás percatado de la popularidad de las semillas de chía y, en particular, del pudin de chía en los últimos años. Simplemente, combinando estas semillas repletas de fibra, omega 3, antioxidantes y proteínas con leche vegetal puedes conseguir un pudin y usarlo como base para tus desayunos o snacks. Prueba a jugar con diferentes tipos de leche vegetal (mi favorita es la de anacardos, por su cremosidad) o a combinarlo con zumo de verdura, como el de zanahoria o remolacha.

2 cups o 500 ml de leche de anacardos casera
(ver página 83) (o bien 1 cup o 250 ml de leche de avena + 1 cup o 250 ml de zumo de zanahoria o de remolacha)
6-7 cucharadas de semillas de chía
½ cucharadita de vainilla en polvo
cáscara de ½ lima (omitirla en el caso de usar zumo de verdura)

En un bol, pon las semillas de chía, la vainilla y un poco de cáscara de lima. Añade el líquido poco a poco y ve batiendo para que no quede ninguna semilla de chía en el fondo del bol. Deja reposar por lo menos 20 minutos o deja toda la noche en un tarro hermético en la nevera. Recuerda mezclar bien antes de servirlo, para que las semillas de chía puedan formar el famoso pudin. Se conservará durante 4 días en la nevera.

Sirve con fruta de temporada, compota de fruta, mantequilla de frutos secos, chocolate o granola.

Si lo quieres un poco más dulce, añade una cucharadita de sirope de arce o un dátil machacado en la mezcla base.

'PANCAKES' DE AVENA SIN PLÁTANO

🕐 **8 minutos**

🥞 **20 pancakes**

Todo el año

Si te sobra masa, puedes guardarla en un tarro hermético en la nevera; dura unos 2 días. Tendrás que añadir un poco de leche vegetal para que vuelva a tener la textura correcta, pero para no pasarte ve añadiendo cucharadas de una en una. También puedes cocer toda la masa y congelar los pancakes.

Sirve con fruta fresca, semillas tostadas, mantequilla de avellanas, mermelada de fruta casera ¡o con la crema de chocolate!

Estos *pancakes* no necesitan plátano para estar deliciosos.

Para el *buttermilk* casero

1 cup o 250 ml de leche vegetal
1 cucharada de vinagre de manzana o de zumo de limón

2 cups o 200 g de harina de avena
  (puedes usar copos de avena molidos)
1 ½ cucharaditas de levadura
½ cucharadita de bicarbonato de sodio
2 cucharadas de azúcar de coco
½ cucharadita de sal
½ cucharadita de canela en polvo
¾ de cup o 180 ml de leche de avena o yogur
2 huevos orgánicos
2 cucharadas de aceite de coco derretida
  o mantequilla orgánica

En un bol, prepara el suero de leche (*buttermilk*) mezclando la leche con el vinagre de manzana. Deja reposar de 5 a 10 minutos.

En otro bol más grande, mezcla la harina de avena con la levadura, el bicarbonato de sodio, el azúcar de coco, la sal y la canela, hasta que no haya grumos.

Añade al bol del suero de leche más leche vegetal o el yogur, los huevos y el aceite de coco. Mezcla con una espátula hasta tener una masa lisa y homogénea.

Pon al fuego una sartén antiadherente y añade 1 cucharada de aceite de coco. Cuando esté caliente, pon 3-4 cucharadas de masa. Cuando aparezcan burbujitas, dale la vuelta y cuece 1-2 minutos más. Repite hasta agotar la masa.

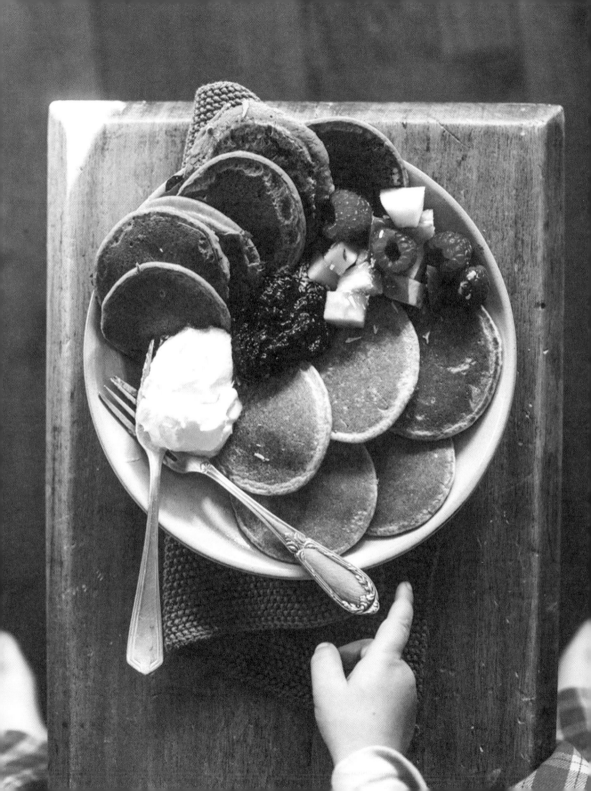

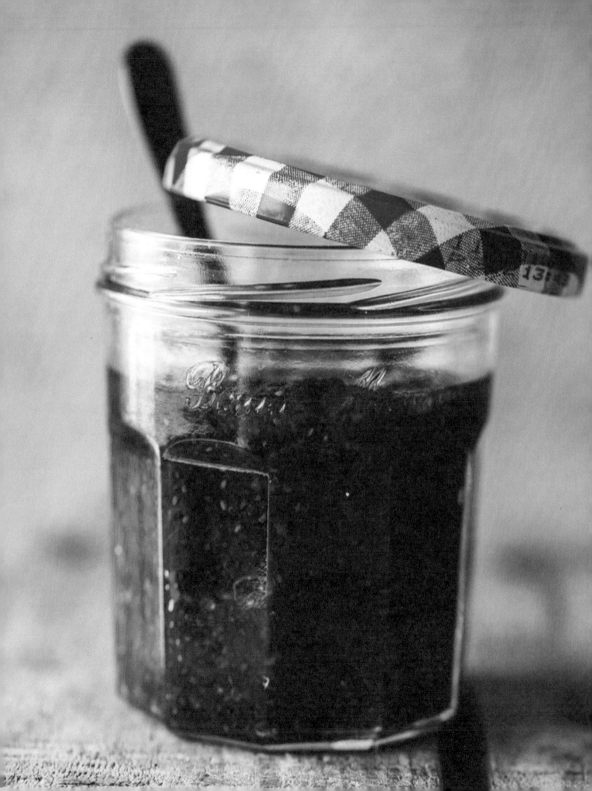

MERMELADA DE CHÍA, FRUTOS ROJOS Y REMOLACHA

 15 minutos

1 tarro mediano

Todo el año
(si usas frutos rojos
congelados)

Al igual que el pudin de chía, la mermelada de chía y frutos rojos es un básico en mis desayunos y snacks. Tan fácil como calentar unos frutos rojos frescos o congelados con un poco de agua, vainilla y semillas de chía, dejar reposar y conservar en la nevera. Mi truco: añado un poco de remolacha cruda rallada para que la mermelada incluya más nutrientes y tenga un color precioso.

300 g de frutos rojos (puedes usar una variedad
    o frambuesas, arándanos, moras o fresas)
½ cucharadita de vainilla en polvo
½ cucharadita de cardamomo en polvo
¼-½ cup o 60 ml-125 ml de agua (empieza con un poquito)
1 cucharada de sirope de arce o 3 dátiles tipo Medjool
    machacados y sin hueso
4 cucharadas de semillas de chía
½ remolacha cruda pelada rallada fina

En una sartén mediana, pon a calentar los frutos rojos con las especias, el agua y el sirope de arce o los dátiles troceados. Lleva a ebullición. Baja el fuego, añade las semillas de chía y la remolacha rallada, y cuece a fuego medio-bajo durante unos 10 minutos. Puedes dejarla tal cual o bien licuarla un poco. Métela en un tarro mediano, déjala enfriar y guárdala en la nevera. Se conservará durante una semana.

Puedes emplearla sobre porridges, *con yogur o para rellenar muffins o las galletas de la página 225.*

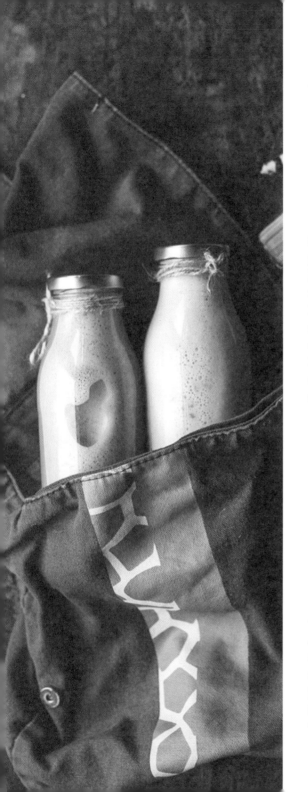

DOS LECHES VEGETALES REVOLUCIO-NARIAS

Siempre con la idea de optimizar tu tiempo, te propongo dos leches vegetales revolucionarias: una que no necesita tiempo de remojo y otra que no será preciso colar. Mola, ¿no? Guárdalas en unos tarros de cristal en la nevera, evitando la puerta, donde la temperatura es más inestable. Estas leches vegetales caseras aguantan unos 3 días en la nevera cerradas herméticamente.

Puedes usar las especias chai para darles sabor a tus leches vegetales, lattes, batidos, cakes, muffins o para espolvorear sobre tus porridges. Se conservarán durante varias semanas.

CHOCO, COCO Y 'MILK'

⏱ **3-4 minutos** 🫙 **1 tarro grande**

☀ ✦ ❄ ◉ Todo el año

½ cup o 45 g de coco rallado
½ cup o 75 g de semillas de cáñamo
una pizca de sal
3-4 cups o 750 ml-1 l de agua
2-3 cucharadas cacao crudo en polvo
½ cucharadita de vainilla en polvo
2 dátiles
1 cucharada de tahini

Pon el coco rallado, las semillas de cáñamo, la sal y el agua en la batidora (el coco y las semillas de cáñamo no necesitan remojo). Licua unos 30 segundos a alta velocidad. Cuela y vuelve a poner leche en la batidora. Añade el cacao, la vainilla, los dátiles y el tahini. Vuelve a licuar hasta que la leche quede bien cremosa. Guárdala en un tarro de cristal en la nevera. Se conservará durante 3 días.

También puedes servirla caliente.

ANACARDOS CHAI

⏱ **3-4 minutos** 🫙 **1 tarro grande**

☀ ✦ ❄ ◉ Todo el año

1 cup o 150 g de anacardos activados
    (en remojo unas 3 horas o 20 minutos
    en agua hirviendo)
4 cups o 1 l de agua
una pizca de sal
3-4 cucharaditas de especias chai
    (o más, a tu gusto)
3-4 dátiles

Para las especias chai
1 tarro pequeño
5 cucharadas de cardamomo en polvo
2 cucharadas de canela en polvo
½ cucharada de clavo en polvo
1 ½ cucharadas de jengibre en polvo
pimienta molida
½ cucharada de nuez moscada molida

Cuela los anacardos y pásalos por agua limpia. Pon todos los ingredientes en la batidora y licua unos 30 segundos a alta velocidad, hasta tener una textura cremosa. No hace falta colarla. Sírvela tal cual, con hielo o calentándola unos minutos. Añade las especias chai, que conseguirás mezclando todos los ingredientes. Guárdala en un tarro de cristal en la nevera. Se conservará durante 3 días.

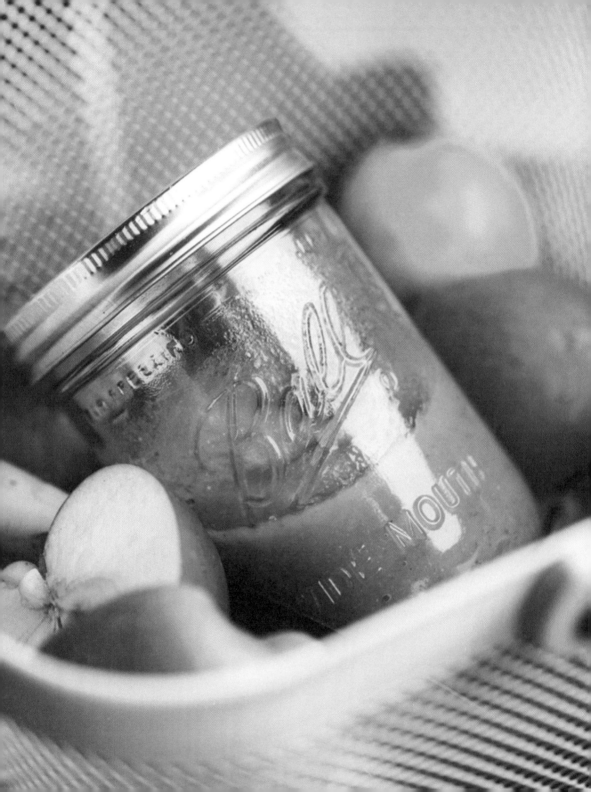

COMPOTA DE FRUTA BÁSICA

⏱ **20 minutos**

🫙 **1 tarro grande**

☀ ⊕ ❄ ⚙

Todo el año

Cuando quiero hacer alguna compota de fruta, recurro a la de temporada, ya que tiene más sabor y, en general, ha llegado a su punto de maduración, por lo tanto, estará más dulce de forma natural. Esta receta es más una guía que una receta en sí, ya que lo ideal es jugar con la fruta que prefieras o tengas de temporada y con tus especias favoritas.

200 g de fruta de temporada (manzana, pera, mango, frambuesas, moras, kakis, ciruelas, etc.)
1-2 cucharadas de agua
1 cucharada de sirope de arce o 2-3 dátiles aproximadamente (opcional)
zumo de ½ limón
1-2 cucharaditas de especias (cardamomo, vainilla, canela, jengibre, cúrcuma, etc.)
una pizca de sal

Limpia bien la fruta y trocéala si la haces de pera, manzana, melocotón o nectarina, por ejemplo, pero si usas frutos rojos no hace falta.

Junta la fruta con el sirope de arce, si lo añades, y el agua en una sartén a fuego medio. Lleva a ebullición y baja el fuego. Incorpora el resto de los ingredientes y cuece durante unos 15-20 minutos; dependerá de la fruta que utilices. Deja enfriar y guárdala en unos tarros herméticos en la nevera. Se conservará durante la semana o un poco más.

Escoge la fruta más madura y así endulzarás menos la compota.

Combina con yogur y porridges, por ejemplo.

MANTEQUILLA DE AVELLANAS Y SEMILLAS

 15-20 minutos

1 tarro mediano

Todo el año

Mi mantequilla de frutos secos favorita es, sin duda, la de avellanas. Es muy fácil de preparar y necesitarás pocos ingredientes, básicamente el fruto seco y una pizca de sal. El truco para abaratar el coste es combinar semillas y frutos secos, por ejemplo, semillas de girasol con avellanas, ya que las semillas suelen ser más baratas, pero también sueltan menos grasas. Es recomendable tostar u hornear unos minutos los frutos secos y las semillas. Este paso previo facilitará que los frutos secos suelten su grasa natural y que se transformen en mantequilla pasados unos minutos.

2 cups o 300 g de avellanas crudas
1 cup o 150 g de anacardos crudos (o bien más avellanas)
1 cup o 150 g de semillas de girasol
1 cucharadita de sal

Usa la mantequilla de frutos secos para combinar con fruta fresca, yogur o sobre porridges *o pudin de chía.*

Aprovecha lo que queda en el robot de cocina o la batidora para añadir 2 cups o 500 ml de agua y licua a alta velocidad durante unos 30 segundos, hasta conseguir una leche cremosa y superrápida de hacer.

Tuesta unos minutos los frutos secos y las semillas. Precalienta el horno a 160 °C y hornéalos durante unos 10 minutos o hasta que estén dorados. Deja enfriar. Ponlos en el robot de cocina con la sal y empieza a procesar. Primero, pasarán por una fase de harina. Para la máquina, rasca los laterales y vuelve a procesar. Tal vez tengas que repetir este proceso unas 2 o 3 veces. Los frutos secos y las semillas comenzarán a soltar su grasa natural y empezarás a obtener una mantequilla de frutos secos más lisa. Cuando creas que ya está, procesa durante unos minutos más y lograrás una mantequilla mucho más lisa y untuosa.

Guárdala en tarros herméticos en la despensa. También puedes meterlos en la nevera si quieres, aunque la textura será más firme. Se conservará durante muchas semanas.

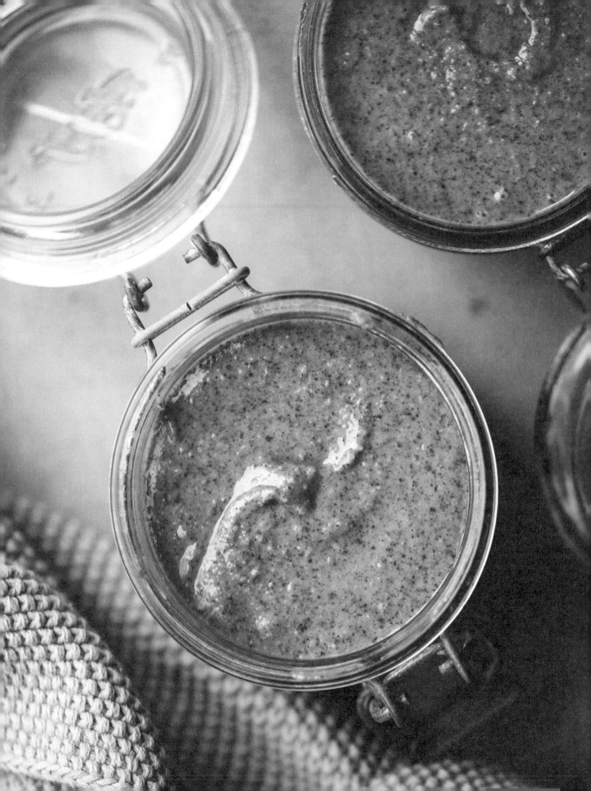

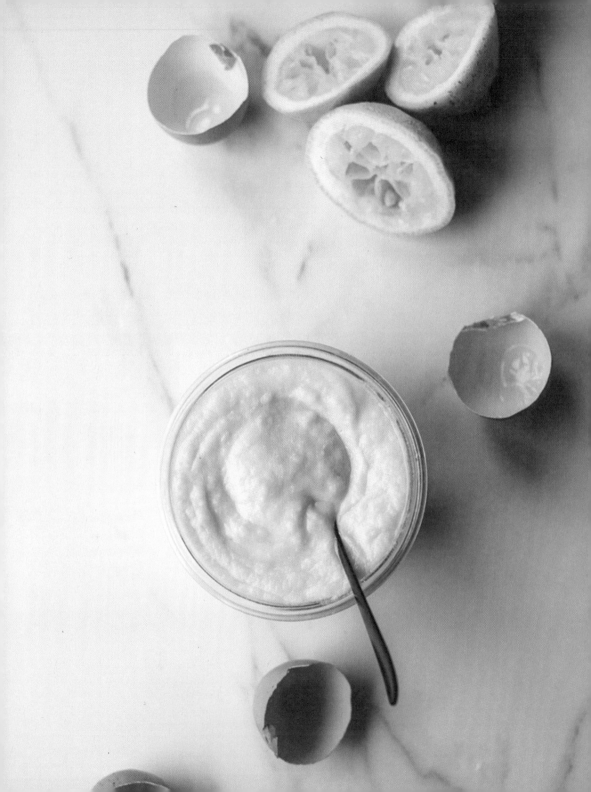

CREMA DE LIMÓN

10 minutos

1 tarro mediano

Todo el año

Soy fan de los contrastes de sabores y, en general, de todo lo ácido; por eso, no podía faltar en este apartado una receta base de crema de limón para que puedas combinar con yogur, sobre *porridges* o para rellenar minitartas, por ejemplo. Usando solo huevos, zumo y cáscara de limón, miel y aceite de coco puedes conseguir esa crema de limón que tanto nos gusta. Eso sí, escoge limones de calidad.

½ cup o 125 ml de zumo de limón (de unos 4 limones)
piel de 1 limón orgánico
4 cucharadas de miel o sirope de arce
4 cucharadas de aceite de coco o mantequilla orgánica
4 huevos orgánicos

En una olla mediana, funde el aceite de coco y añade la miel o el sirope de arce. Retira del fuego y deja enfriar; es importante para que los huevos no se cuajen cuando los añadas. Incorpora los huevos uno a uno, la piel de limón y el zumo. Vuelve a colocarlo encima del fuego, esta vez lento, y sigue mezclando hasta obtener una preparación de textura firme y que aparezcan burbujas en la superficie. No dejes de remover durante unos 3-4 minutos. Deja enfriar y guárdala en un tarro hermético en la nevera; se conservará durante unos 5 días.

Combina con yogur y porridges y es perfecta para rellenar tartas.

Prueba a usar leche de coco tipo thai en vez de huevos para hacer una versión vegana.

BATIDO VERDE PARA TODO EL AÑO

 2 minutos

 2 personas

Todo el año

Es de sobra conocida mi predilección por los batidos verdes. Es la forma más fácil y rápida de comer más verdura de hoja verde, y además están riquísimos. Esta receta es apta para todo el año si se usan verduras congeladas. No tengas miedo de hacerlo, ya que no pierden nutrientes y suelen ser más baratas. Intenta escogerlas de procedencia orgánica; además, le dan al *smoothie* una textura supercremosa y, en épocas de calor, tienen el toque frío que siempre apetece.

Yo suelo tomarlo recién hecho, pero podrías prepararlo por la noche y tomarlo a la mañana siguiente si lo conservas herméticamente cerrado y evitando la puerta de la nevera.

1 plátano maduro pelado (congelado o no)
1 ½ cups o 375 ml de zumo de naranja (de manzana o agua)
1 trocito de jengibre fresco pelado
3 trozos de brócoli desmenuzado congelados
un puñado pequeño de guisantes congelados
1 cucharada de mantequilla de almendra
1 cucharada de semillas de cáñamo

Pon todos los ingredientes en la batidora y licua a alta velocidad durante al menos 30 segundos. Si no lo tomas enseguida, guárdalo en un tarro hermético en la nevera (evita la puerta de este) y consúmelo en las 24 horas siguientes.

Congela los plátanos para lograr una consistencia más cremosa. Pélalos, córtalos en rodajas y guárdalos en táperes en el congelador. Podrás añadirlos a tus batidos o para hacer el helado de plátano conocido como nana ice cream.

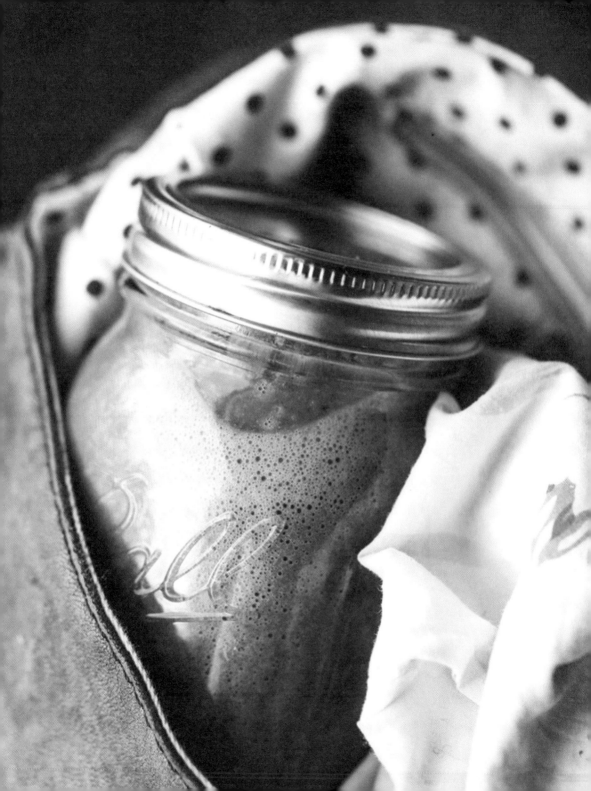

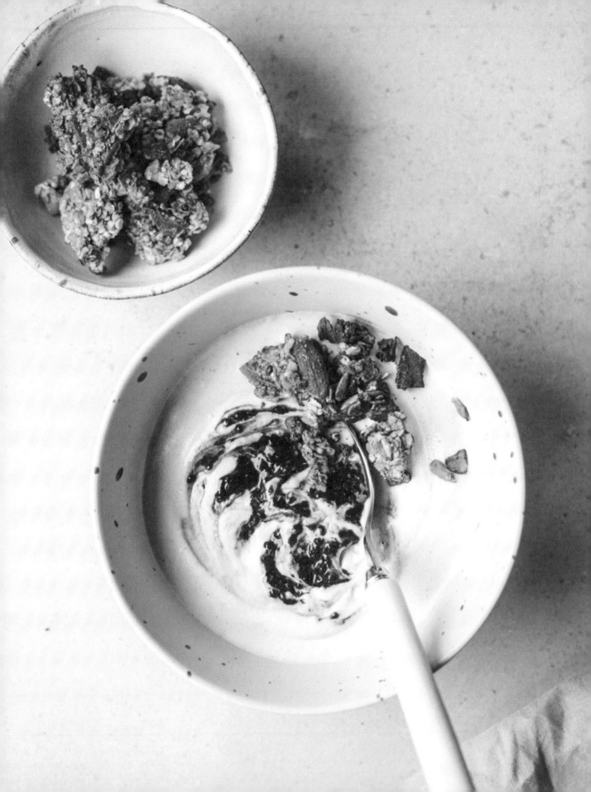

YOGUR VEGANO

 5 minutos

 3 personas

Todo el año

Me encanta el yogur, ese cremoso, tipo griego, sin endulzar y un pelín ácido, aunque no tomo demasiado porque no me sienta muy bien en grandes cantidades. Por eso, en muchas recetas, echo de menos un sustituto igual de cremoso y de rico. Este yogur está hecho a base de anacardos activados (dejados en remojo), coco, plátano (así no hace falta endulzarlo) y licuado con un poco de leche de avena. Se consigue una textura bastante parecida. No lo tomo todos los días ni mucho menos, pero es un gran sustituto.

2 cups o 300 g de anacardos activados
    (en remojo unas 3 horas)
¼ de cup o 25 g de coco rallado
1-1 ½ cups o 250-375 ml de agua o leche vegetal
    (de avena o de coco) sin endulzar
3-4 cucharadas de zumo de limón
una pizca de sal
¼ de cucharadita de vainilla

Cuela los anacardos y pásalos por agua. Ponlos en la batidora con el resto de los ingredientes. Licua durante unos minutos, empieza con menos agua o leche y ve añadiendo hasta conseguir la textura deseada, parecida al yogur. Guárdalo en un tarro hermético en la nevera, se mantiene durante 3 días aproximadamente.

Combina con fruta, granola o alguna compota.

PREPARACIONES
BÁSICAS SALADAS

SALSA DE TOMATE ESPECIAL

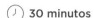

30 minutos

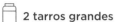

2 tarros grandes

Verano/otoño

En un apartado de bases saladas, no podía faltar una buena salsa de tomate, ya que es muy socorrida. Pero si a esta salsa le añadimos proteína vegetal y verduras, tenemos una supersalsa para poder combinar con pasta, raviolis, quinoa o lo que prefieras. La puedes congelar.

2 cucharadas de aceite de oliva

3 dientes de ajo pelados y picados

1 cebolla pelada y troceada

2 cucharadas de alcaparras

un poco de tomillo y orégano secos

2 cucharadas de concentrado de tomate

1 cup o 200 g de lentejas rojas (opcional, proteína vegetal
    y textura; si no las incorporas, omite el caldo vegetal)

2 zanahorias cortadas en rodajas finas

2 tallos de apio cortados en rodajas finas

1 calabacín cortado en cubitos

1 ½ cups o 375 ml de caldo vegetal
    (agua caliente + caldo vegetal en polvo)

3 latas de tomate troceado de 400 g

sal y pimienta

Pon a calentar una olla grande con el aceite de oliva a fuego medio. Añade los ajos picados junto con la cebolla. Pasados 2 minutos, agrega las alcaparras, un poco de tomillo y orégano, y el concentrado de tomate. Mezcla bien y agrega las lentejas rojas, las zanahorias, el apio y el calabacín. Incorpora el caldo vegetal y las latas de tomate. Cuando hierva, baja el fuego y cuece durante 20-25 minutos o hasta que las lentejas estén hechas. Tritura la mitad de la salsa y vuelve a verterla en la olla. Deja enfriar y guárdala en tarros herméticos en la nevera. Se conservará durante 3 días.

Sirve con pasta tipo linguine, por ejemplo.

CREPES 'SOCCAS'

🕐 5 minutos

🥞 5 crepes

✺ ⊛ ❅ ◎

Todo el año

Para la versión pizza necesitas una sartén apta para el horno, de hierro fundido. Añade 2 cucharadas de aceite de oliva o de coco y pon la sartén en el horno a 200 °C. Deja que se caliente durante unos minutos. Saca la sartén con cuidado, vierte la masa, vuelve a ponerla en el horno y hornea durante unos 10-15 minutos o hasta que esté dorada. Añade los toppings *sugeridos y disfruta.*

La crepe *socca* está hecha a base de harina de garbanzo, agua y aceite de oliva, básicamente. Es muy fácil de preparar y es una buena base de proteína vegetal. Por eso, es una opción genial para tener en un *batch cooking*. Además, es una receta de base superversátil, a la cual puedes añadirle verduras. También puedes hacerla al horno, tipo masa de pizza. Lo mejor viene a la hora de los *toppings* o rellenos: puedes rellenarlas de lo que tengas en la nevera, piensa en contrastes de colores y texturas. De todos modos, te propongo 4 *toppings* diferentes.

Para la base de *soccas*
1 cup o 100 g de harina de garbanzo
1 cup o 250 ml + 4 cucharadas de agua
1 cucharadita de sal
pimienta recién molida
2 cucharadas de aceite de oliva

Puedes añadirle a la masa
½ remolacha cruda pelada, rallada finamente,
    y un poco de tomillo o romero picado
1 zanahoria rallada finamente y 1 cucharadita
    de cúrcuma en polvo
unas hojas de albahaca y un puñado pequeño
    de espinacas (en este caso, tendrás que licuar
    toda la masa)

Para hacer la receta base o las variantes, pon todos los ingredientes en un bol o batidora y mezcla hasta obtener una textura lisa, sin grumos. Deja reposar la masa unos 20 minutos antes de hacer las crepes o la base de pizza. Pon a calentar una sartén antiadherente y añade 1 cucharada de aceite de oliva o de coco. Cuando esté bien caliente, incorpora aproximadamente ¼ de cup o 60 ml de masa. Baja un poco el fuego y, cuando haya burbujitas, dale la vuelta. Cuece durante 1-2 minutos más y listo. Repite hasta agotar la masa, aunque se conserva unos 3-4 días en un tarro hermético en la nevera.

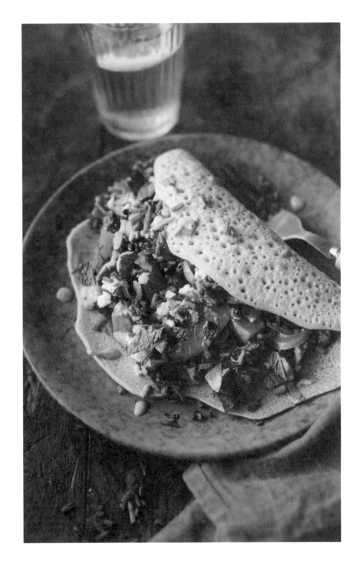

Algunas combinaciones:

- *crepe* socca, *espinacas baby, verduras de raíz asadas, lentejas, tahini y dátiles*
- *crepe* socca *con tomates asados, huevo poché, rúcula y pesto de kale*
- *pizza* socca *con mozzarella, kale, aguacate troceado y salsa chimichurri*
- *pizza* socca *con rúcula, remolacha cocida, ricota, pera, pecorino y pistachos tostados*

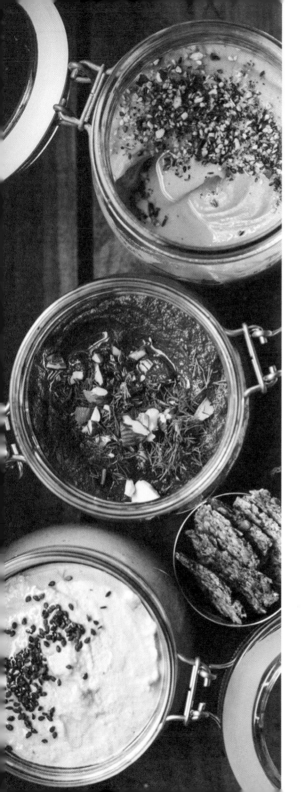

MIS TRES PATÉS VEGETALES

Cuando estoy falta de inspiración o sin muchas ganas de cocinar, suelo preparar algún paté vegetal o hummus y me aseguro de que todos en casa tenemos nuestra dosis de proteína vegetal y verduras. Son fáciles de elaborar, versátiles y combinan con casi todo; conclusión: te hacen la vida más fácil. Usa estos patés vegetales para crear tus platos combinados, en bocadillos, tostadas o para dipear con *crudités*.

HUMMUS VERDE CON CHALOTAS ASADAS

◷ 18 minutos   ▯ 1 tarro mediano

  Todo el año

1 ½ cups o 245 g de garbanzos cocidos
    y escurridos
3-4 cucharadas de tahini
2 cucharadas de aceite de oliva
zumo de ½ limón
sal y pimienta
un puñado de espinacas
2 chalotas (o bien 1 cebolla roja)
un poco de albahaca
un poco de cebollino
agua
semillas de sésamo negro
aceite de oliva

Precalienta el horno a 190 °C y prepara una bandeja con papel de horno. Pela las chalotas o la cebolla y córtalas en cuartos. Añade 1 cucharadita de aceite de oliva y mezcla bien. Hornea unos 15 minutos. Pon todos los ingredientes en la batidora y licua hasta obtener una textura bien cremosa. Añade agua si lo ves necesario. Decora con semillas de sésamo negro. Se conservará en la nevera, en un tarro hermético, unos 3 días.

HUMMUS DE REMOLACHA, AVELLANAS, AJO HORNEADO Y ENELDO

◷ 40 minutos   ▯ 1 tarro mediano

Todo el año

2 remolachas medianas
1 cup o 165 g de garbanzos cocidos
    y escurridos
2 cucharadas de tahini
2 cucharadas de aceite de oliva
1-2 dientes de ajo
un puñado de avellanas tostadas
un puñado pequeño de eneldo
zumo de limón
sal y pimienta

Precalienta el horno a 200 °C y prepara una bandeja con papel de hornear. Pela las remolachas y los dientes de ajo. Corta las remolachas en 4 y machaca un poco los dientes de ajo. Mezcla con 1 cucharadita de aceite de oliva y pon las remolachas sobre la bandeja. Hornéalas durante unos 35-40 minutos; pasados 20 minutos, añade los ajos. Cuando estén listos, pon todos los ingredientes en la batidora y procésalos. Salpimienta a tu gusto. Puedes guardarlo en un tarro hermético en la nevera. Se conservará durante unos 3-4 días.

Decora con un poco de eneldo y avellanas tostadas picadas.

PATÉ DE LENTEJAS ROJAS Y BONIATO ASADO CON CÚRCUMA Y CURRY CON DUKKAH

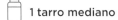 30 minutos   1 tarro mediano

 Todo el año

½ cup o 100 g de lentejas rojas
1 cup o 250 ml de agua
1 boniato mediano
½ cup o 75 g de anacardos activados
    (remojados en agua unas 2 h)
1 cucharadita de curry suave en polvo
1 cucharadita de cúrcuma en polvo
½ cucharadita de pimentón (ahumado)
una pizca de sal ahumada
pimienta
2 cucharadas de aceite de oliva
dukkah

Para el dukkah
1 tarro mediano
⅔ de cup o 100 g de avellanas
⅓ de cup o 50 g de semillas de sésamo
2 cucharadas de semillas de comino
1 cucharadita de sal
2 cucharadas de semillas de cilantro o
    de eneldo (en tiendas a granel
    o herbolarios)

Precalienta el horno a 200 °C y prepara una bandeja con papel de hornear. Limpia el boniato y córtalo por la mitad a lo largo. Añade un pelín de aceite de oliva por encima y hornea durante unos 25 minutos o hasta que esté cocido.

Mientras, pon las lentejas rojas en una olla a fuego medio. Cuando hiervan, tapa y baja el fuego. Cuécelas durante unos 12 minutos o hasta que veas que están hechas.

Pon el boniato sin la piel, las lentejas rojas y el resto de los ingredientes en el robot de cocina o batidora. Licua hasta obtener un paté bien cremoso. Prueba y rectifica a tu gusto. Se conservará durante 3 días en la nevera.

Decora con un poco de dukkah. Para prepararlo, primero hornea las avellanas unos 15 minutos a 170 °C y, una vez enfriadas, trocéalas. En una sartén antiadherente, añade las semillas de sésamo, de comino y de cilantro o eneldo, y tuesta a fuego medio durante unos 3 minutos o hasta que estén doradas. Mezcla las avellanas picadas con las semillas y la sal en un bol. Guárdalo en un tarro en la despensa. Se conservará durante un mes.

PESTO

Creo que el pesto es la salsa por excelencia y puede salvarnos una cena durante la semana. Con lo fácil que es prepararlo, te recomiendo que lo hagas en casa y que escojas siempre ingredientes de calidad. ¿Sabías que cuando no es temporada de albahaca puedes prepararlo de kale, de rúcula o de menta, por ejemplo? Para que sea más barato, puedes sustituir los piñones por el fruto seco o semilla que más te apetezca: almendras, semillas de girasol, nueces, etc. Prepáralo y guárdalo en un tarro hermético en la nevera. Aguanta fácilmente durante la semana.

Combina los pestos con quinoa, trigo sarraceno, pasta, con alubias, en sándwiches y pizzas, por ejemplo.

Combina con pasta, quinoa, legumbres, garbanzos, en pizzas, en sándwiches o en ensaladas.

DE ALBAHACA Y PIÑONES

🕐 **5 minutos**　　🫙 **1 tarro mediano**

☀️ 🌀 Primavera/verano

⅓ de cup o 50 g de piñones
½ diente de ajo (opcional)
una pizca de sal marina
⅔ de cup o 100 g de parmesano rallado
　　(para una opción vegana, sustituir por
　　2-3 cucharadas de levadura nutricional)
⅔ de cup o 160 ml de aceite de oliva
1-2 cucharadas de zumo de limón
4 cups o 100 g de albahaca

DE RÚCULA Y NUECES

🕐 **5 minutos**　　🫙 **1 tarro mediano**

☀️ 🌱 ❄️ 🌀 Todo el año

½ cup o 75 g de nueces
½ diente de ajo (opcional)
una pizca de sal marina
6 cucharadas de pecorino rallado
　　(o levadura nutricional o miso suave
　　para veganos)
1-2 cucharadas de zumo de limón
2 cups o 40 g de rúcula
½ cup o 125 ml de aceite de oliva

DE KALE
Y SEMILLAS
DE CALABAZA

🕐 **5 minutos** 🫙 **1 tarro mediano**

❄️ Otoño/invierno

⅓ de cup o 50 g de semillas de calabaza
   (o nueces)
una pizca de sal marina
⅔ de cup o 100 g de parmesano
6-7 hojas de kale sin el tallo
⅔ de cup o 160 ml de aceite oliva
zumo de ½ limón
½ diente de ajo
un puñado de pasas

DE MENTA
Y PISTACHOS

🕐 **5 minutos** 🫙 **1 tarro mediano**

☀️ Primavera/verano

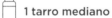

⅓ de cup o 50 g de pistachos
una pizca de sal marina
50 g de parmesano (o 2 cucharadas
   de levadura nutricional)
zumo de ½ limón
1 diente de ajo (opcional)
dos puñados de menta
1 cucharada de semillas de cáñamo
⅓ de cup u 80 ml de aceite de oliva
   (empezar con menos)

El procedimiento es el mismo para los diferentes tipos de pestos. Personalmente, prefiero los pestos con algo de textura y grumitos. También te recomiendo siempre tostar u hornear un poco los frutos secos o semillas que vayas a usar para hacer pestos, ya que potencia su sabor. Primero procesa los ingredientes y deja las hierbas frescas u hojas verdes para el final, para que mantengan el color y el sabor.

Limpia y seca bien las verduras, las hojas de hierbas frescas o la rúcula. Tuesta los frutos secos o semillas en el horno a 170 °C durante 5-7 minutos y deja enfriar.

Pon los frutos secos o semillas tostados en el robot de cocina, añade el queso (o levadura nutricional), ajo y sal. Procesa durante 1 minuto. Añade las hierbas frescas o kale, zumo de limón y ve añadiendo el aceite de oliva a medida que vuelves a procesar hasta tener un pesto más cremoso, pero con textura. Prueba y rectifica a tu gusto. Ponlo en un tarro hermético y guárdalo en la nevera. Se conservará durante 5 días o más.

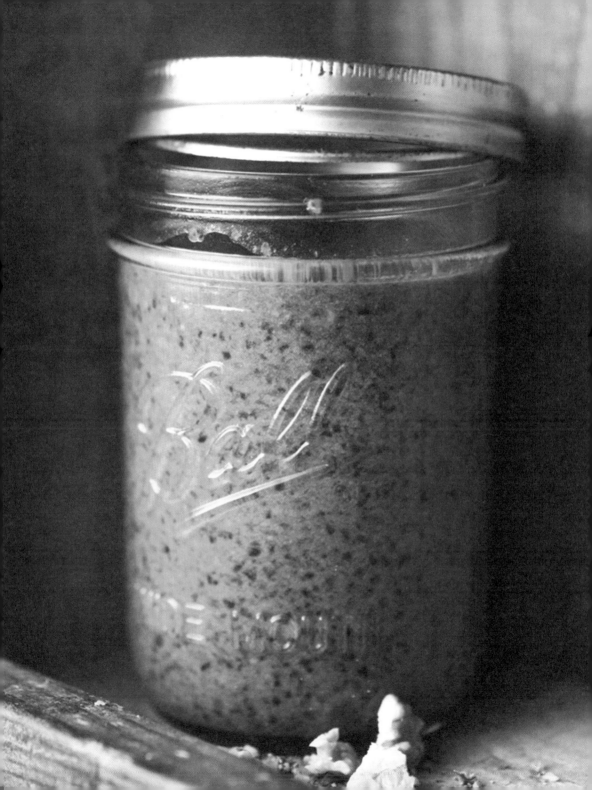

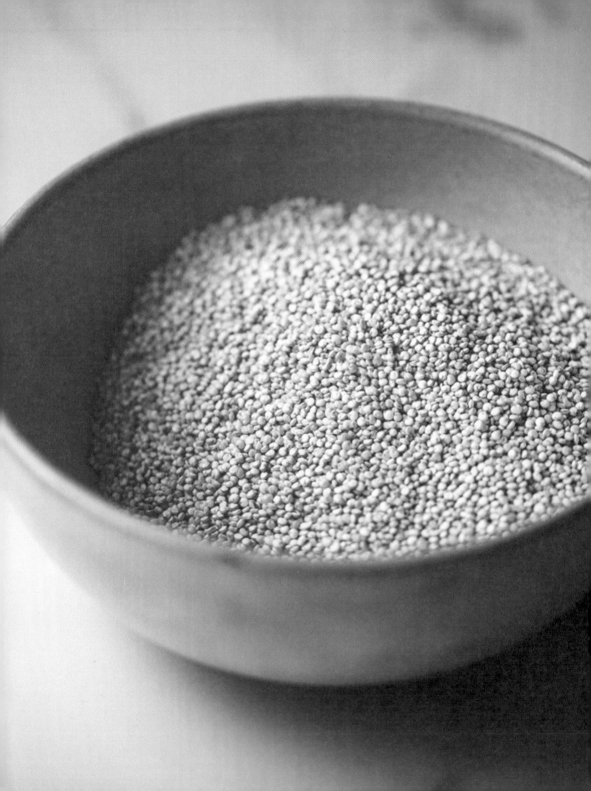

QUINOA

🕐 12 minutos

🫙 1 tarro mediano

❄ ✿ ❁ ⚙

Todo el año

Saber cocer bien la quinoa y, sobre todo, el mijo es importante. Se trata de un ingrediente básico de tu cocina, pero si
no sabes cómo propararlo, puedes estar perdiéndote algo.
Tanto la quinoa como el mijo puedes dejarlos en remojo
unas horas o la noche anterior.

En general, la proporción de quinoa y agua es 1 cup o
200 g de quinoa por 2 cups o 500 ml de agua o caldo vegetal,
pero yo prefiero poner un pelín menos de agua para asegu-
rarme de que quede bien suelta y nada pastosa. El caso del
mijo es un poco diferente. Es recomendable tostarlo primero en la olla donde lo vayas a cocer y, al igual que con la
quinoa, usar un poco menos de agua de la que se indique,
para que quede suelto.

1 cup o 200 g de quinoa
1 ¾ de cup o 430 ml de caldo vegetal o agua
  (si empleas agua, añade la pizca de sal)

Pon la quinoa junto con el caldo vegetal o el agua y una pizca de sal en una olla a fuego medio. Cuando hierva, tapa y
baja el fuego. Cuece unos 12-14 minutos o hasta que el agua
se haya absorbido.

Guárdala en un táper o tarro hermético en la nevera una
vez que se haya enfriado. Suele durar en la nevera entre 3 y
4 días. También puedes congelarla.

En el caso del mijo, usa el doble de agua que de mijo. Un
truco es tostarlo en seco antes de añadir el líquido. Se cuece unos 10 minutos y se deja reposar antes de remover.

Algunas combinaciones:

- *quinoa, tomates cherry,
  almendras tostadas, ca-
  labacín salteado, pere-
  jil, huevo poché y aceitunas Kalamata*
- *cuscús de coliflor o brócoli mezclado con qui-
  noa, pesto, aguacate,
  alubias, rabanitos y pistachos tostados*

'CRACKERS' DE ZANAHORIA Y REMOLACHA

🕐 30 minutos

🫙 1 tarro grande

Todo el año

¡Ya verás qué crujientes están estos *crackers*!

2 cups o 200 g de copos de avena
¼ de cup o 40 g de semillas de girasol
2 cucharadas de semillas de chía
2 cucharadas de semillas de sésamo negro
1 cucharadita de sal ahumada
2 cucharadas de romero fresco (o tomillo)
2 cucharadas de aceite de oliva o de coco
1 cucharadita de sirope de arce (opcional)
¾ de cup o 180 ml de agua
1 zanahoria mediana
1 remolacha pequeña pelada

Precalienta el horno a 190 °C. Procesa la mitad de los copos de avena previamente molidos. Ponlos en un bol grande y añade el resto de los copos de avena, las semillas de girasol, las de sésamo, las de chía, la sal y el romero picado. Mezcla bien. Agrega el aceite de oliva y el agua y vuelve a mezclar. Incorpora la zanahoria y la remolacha ralladas, y mezcla. Haz dos bolas y deja reposar 10 minutos.

Coloca una bola en una bandeja con papel de hornear. Presiona ligeramente con la palma de la mano. Alisa, con un rodillo y otro papel de hornear hasta obtener una masa de unos 5 mm de grosor. Quita el papel y hornea unos 20 minutos o hasta que esté dorada. Sácala y déjala enfriar unos minutos, pon otro papel de hornear encima, dale la vuelta y vuelve a hornear 10 minutos más. Retira del horno y rompe en trozos irregulares o bien en rectangulitos. Repite el mismo proceso con la otra bola de masa.

Sírvelo con unos patés vegetales (ver páginas 98-100) *o para acompañar alguna crema.*

Guarda los crackers *en un tarro hermético en la despensa. Estarán crujientes durante unos 10 días.*

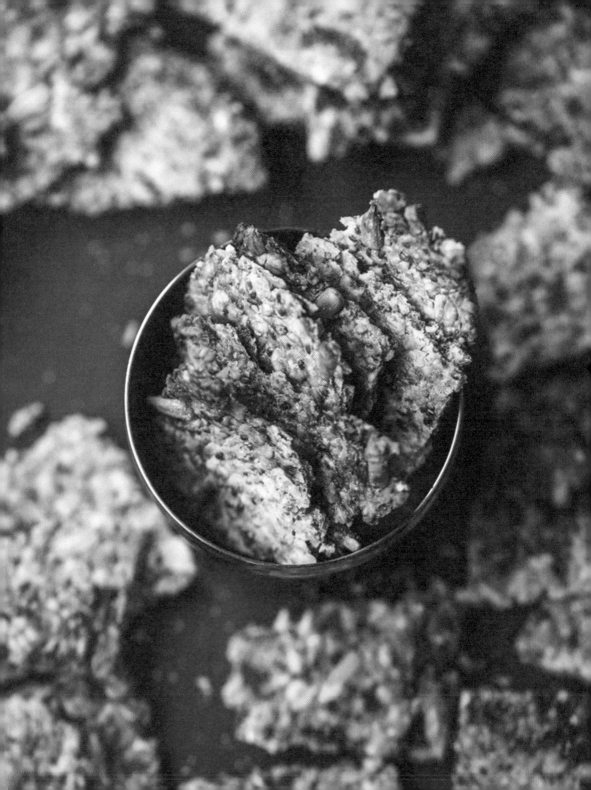

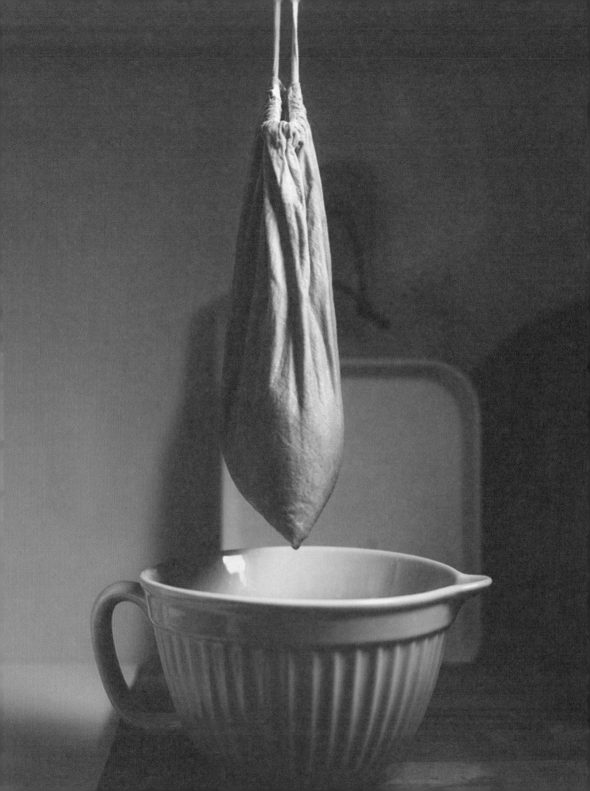

LABNEH

🕐 **5 minutos**
+ tiempo de reposo

🫙 **1 tarro mediano**

☀ ⬥ ❄ ⊙

Todo el año

Descubrí el labneh este último año. Se trata de una especie de queso de yogur muy típico de Oriente Medio. Se puede elaborar con leche de oveja, vaca y, ocasionalmente, de cabra. Tiene una consistencia pastosa tipo queso cremoso. Si lo dejas más tiempo en la nevera, puedes darle forma de bolas y puedes condimentarlo con aceite de oliva, sésamo, menta o tomillo, o añadirle tahini.

2 cups o 500 ml de yogur orgánico tipo griego
      sin endulzar
½ cucharadita de sal

Pon el yogur en un tamiz grande, colador o tela para hacer leches vegetales, con un bol debajo. Añade la sal y mezcla bien para lograr una textura lisa. Coloca el tamiz sobre un recipiente durante al menos 2 horas o más, para permitir que el líquido se drene. Reúne los bordes para que el yogur esté cubierto y ata una cuerda alrededor de la tela. Déjalo en el tamiz y ponlo en la nevera durante entre 24 horas y 2 días. Cuanto más tiempo permanezca, más firme estará el labneh y podrás hacer bolitas con él.

Algunas combinaciones:

- *tomates cherry y berenjena asados, albahaca, pesto y piñones tostados*
- *hacer bolitas de labneh y servir en ensalada con verduras asadas, kale y dukkah*
- *tostada con calabaza horneada, tahini y cebolla caramelizada*
- *pasta con calabacines horneados, judías verdes y pesto*

PIZZA DE COLIFLOR

50 minutos

4 personas

Otoño/invierno

La pizza es, por excelencia, uno de los platos favoritos de los más peques. Al no consumir gluten, me ha sido complicado encontrar una buena masa de pizza que sea fácil de hacer y que esté verdaderamente buena. Llevo varios años intentando dar con la masa de pizza sin gluten perfecta, pero sin mucho éxito. He intentado hacerla con harina de trigo sarraceno, pero el resultado es muy seco. Hace poco descubrí la masa de pizza preparada con coliflor o brócoli y he decidido hacer mi versión, sobre todo que aguante los *toppings* y no se humedezca demasiado. Hago una versión superverde con pesto, ensalada de kale o acelgas picadas, mozzarella, láminas de calabaza, piñones y miel, pero puedes usar esta base con los *toppings* que quieras.

1 coliflor o brócoli mediano
   (aprox. 3 cups o 500 g de cuscús de coliflor o brócoli)
1 cup o 100 g de copos de avena
½ cup o 50 g de harina de almendra
1 cucharada de orégano seco
1 cucharadita de sal
4 cucharadas de parmesano o levadura nutricional
3 huevos medianos
aceite de oliva

Topping
3-4 cucharadas de pesto *(ver páginas 101-102)*
3-4 hojas de kale o acelgas, sin el tallo
1-2 cucharadas de aceite de oliva
2-3 cucharadas de zumo limón
pecorino rallado
una pizca de sal

Más ideas de toppings*:*

- *labneh, higos, miel, rúcula, berenjena asada y pistachos*
- *huevo, champiñones, pecorino y kale*
- *tomate, mozzarella, calabacín asado, alcachofas y aceitunas*

1 bola de mozzarella de búfala (no demasiada, podría
   humedecer de más la masa)
láminas de calabaza y de hinojo (córtalas con un pelador
   de patatas)
un puñado de garbanzos cocidos
aceite de oliva
piñones
miel

Precalienta el horno a 200 °C y prepara una bandeja con
papel de hornear. Limpia la coliflor y desmenúzala en trozos pequeños, desechando el tronco. Pásala por un robot
de cocina hasta conseguir una textura parecida a la del cuscús. Pasa el cuscús de coliflor a un tamiz o paño, aprieta
fuerte para sacar el líquido sobrante y ponlo en un bol muy
grande. Pasa los copos de avena por el procesador hasta obtener una textura de harina.

En el bol grande, pon la harina de avena, la harina de almendra, el orégano, la sal y el parmesano rallado, y mezcla
bien. Bate los huevos en un bol y añádelos; mezcla bien y forma una bola. Unta el papel de hornear con un poquito de
aceite de oliva. Puedes preparar una pizza grande o unas mi-
nipizzas. Coloca la masa sobre la bandeja y ve alisándola con
las manos hasta darle la forma que quieras, y dales forma a los
bordes para que estén un poco más altos. Es muy importante
que la pizza tenga 5 mm de grosor para que quede crujiente.
Hornea durante unos 40 minutos o hasta que esté dorada y
crujiente, y dale la vuelta a la bandeja a la mitad de la cocción.

Mientras, prepara el *topping*. En un bol, mezcla el kale o
acelgas troceadas con el aceite de oliva, el zumo de limón,
el pecorino, la sal y el pesto.

Unta la base de la pizza con 3-4 cucharadas de pesto y
esparce por encima la mezcla de verduras. Desmenuza la
mozzarella y repártela por toda la pizza. Añade láminas de
calabaza e hinojo, y los garbanzos. Ralla un poco de pecorino. Vuelve a hornear unos 8-10 minutos. Mientras, tuesta
los piñones. En el momento de servir, incorpora los piñones tostados y un poco de miel. Sírvela caliente.

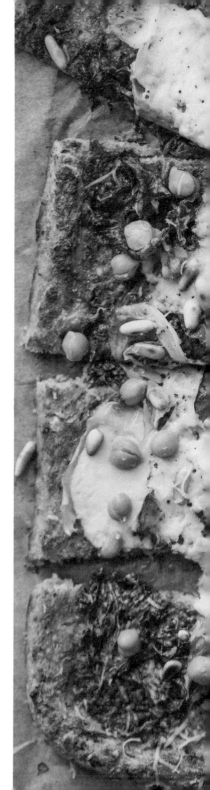

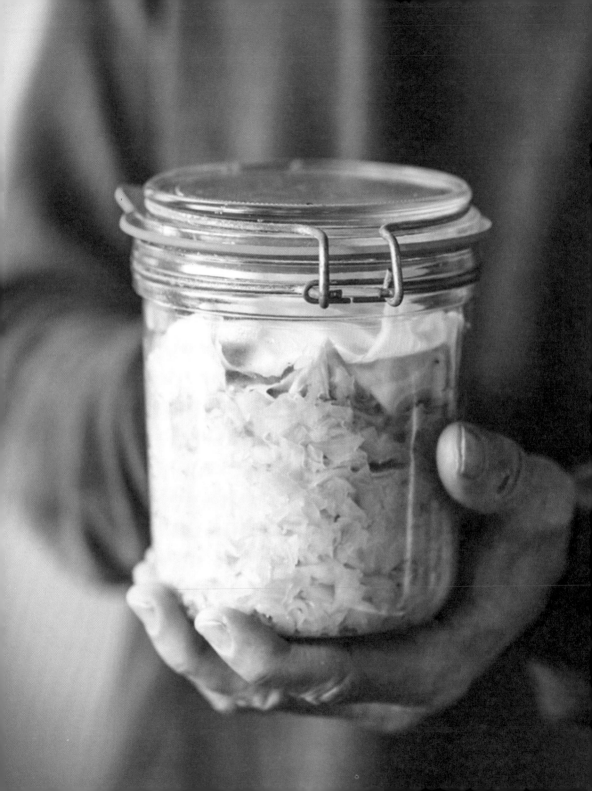

CHUCRUT

🕐 20 minutos

🫙 1 tarro mediano

Otoño/invierno

Habiendo tenido tantos problemas digestivos y autoinmunes, para mí es básico cuidar mi flora intestinal y potenciar mi sistema inmune. Para ello, intento tomar muchos probióticos como el kéfir, el miso y el chucrut o col fermentada. Es muy fácil de preparar y muy económico. Solo necesitarás dos ingredientes de base y mucha paciencia, ya que tendrás que esperar de 2 a 3 semanas para poder consumirlo. Mi favorito es el chucrut hecho con col morada.

1 col blanca (o morada)
½ manzana
1 ½ cucharada de sal

1 tarro de cristal hermético esterilizado

Limpia la col y rállala, a mano o con un robot de cocina. Guarda unas hojas de col, que usaremos después. Ralla la manzana. Ponlo todo en un bol con la sal y, con las manos, empieza a mezclar durante unos minutos hasta que veas que empieza a aparecer líquido y la col comienza a ser más suave. Si ves que no rezuma líquido sigue masajeando hasta obtenerlo. El proceso puede tardar unos 10-15 minutos. Rellena los tarros apretando la preparación hacia el fondo. Deja un poco de espacio al final, cubre con las hojas de col reservadas y cierra. Guárdalo en un lugar seco y espera 2-3 semanas antes de consumirlo. Una vez abierto, tienes que mantenerlo en la nevera, donde se conservará durante varias semanas.

Para esterilizar los tarros, retira la goma de la tapa. En una olla con agua hirviendo, esteriliza las gomas durante unos 2-3 minutos. Saca y deja secar. Limpia el tarro de cristal y no lo seques. En el horno, a 190 ºC, sobre una bandeja, coloca los tarros, hornéalos durante unos 15 minutos y retíralos. Ya tienes los tarros esterilizados.

PAN DE SEMILLAS Y FRUTOS SECOS

🕐 70-80 minutos

🍞 1 pan

☀ 🌱 ❄ ◎

Todo el año

*Para la versión dulce, aña-
de al final un puñado de
arándanos o pasas y 70 g
de chocolate negro troceado
en vez de las verduras.*

*Puedes sustituir los huevos
por una mezcla de chía o
lino y agua. Por 1 huevo, se
pone 1 cucharada de lino o
de chía mezclada con 3 de
agua. Se mezcla bien y se
deja reposar 10 minutos.*

Un pan sin gluten ni harinas. Es importante tener en cuenta las proporciones adecuadas: 3 cups o 400 g de frutos secos y 1 ½ cups o 200 g de semillas.

1 ⅓ cups o 200 g de avellanas
1 ⅓ cups o 200 g de almendras
⅔ de cup o 100 g de semillas de girasol
⅓ de cup o 50 g de semillas de sésamo
⅓ de cup o 50 g de semillas de calabaza
2 cucharaditas de sal
3 cucharadas de aceite de oliva o de coco
1 cucharada de sirope de arce (opcional)
5 huevos orgánicos
1 calabacín mediano
1 zanahoria mediana

Precalienta el horno a 175 °C. Prepara un molde de 27 × 11 cm untándolo con aceite de coco o de oliva, o forrándolo con papel de hornear.

Pon los frutos secos y las semillas en un robot de cocina. Procesa unas cuantas veces, pero no demasiado, ya que queremos conservar trocitos, no una textura de harina.

Pasa el resultado a un bol grande, añade la sal y el aceite de oliva (y sirope, si quieres). Incorpora los huevos uno a uno y mezcla bien. Limpia el calabacín y la zanahoria, rállalos y quita el exceso de líquido de los calabacines. Agrega las verduras a la masa.

Vierte todo en el molde y deja reposar unos 15 minutos. Hornea durante 60-70 minutos. Deja enfriar del todo antes de cortarlo en rebanadas. Puedes congelarlo o guardarlo cubierto con un trapo. Se conserva bien durante unos 4 días.

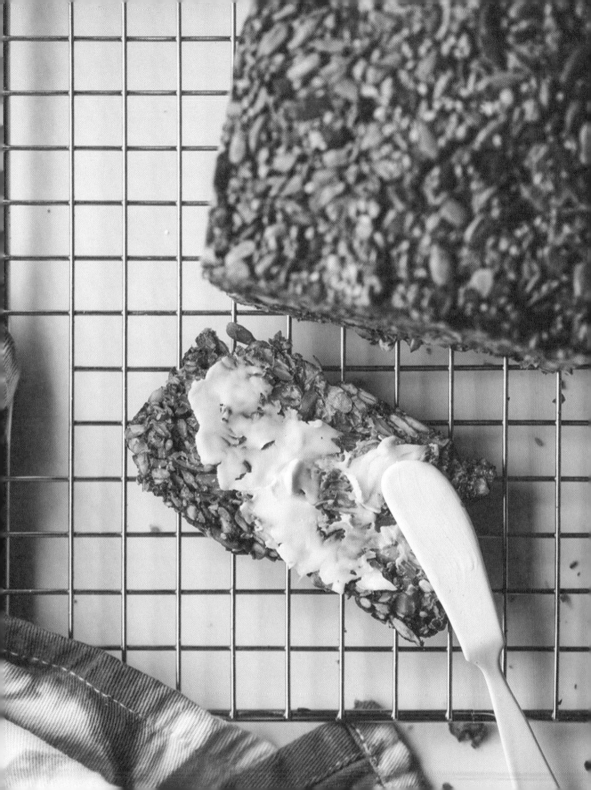

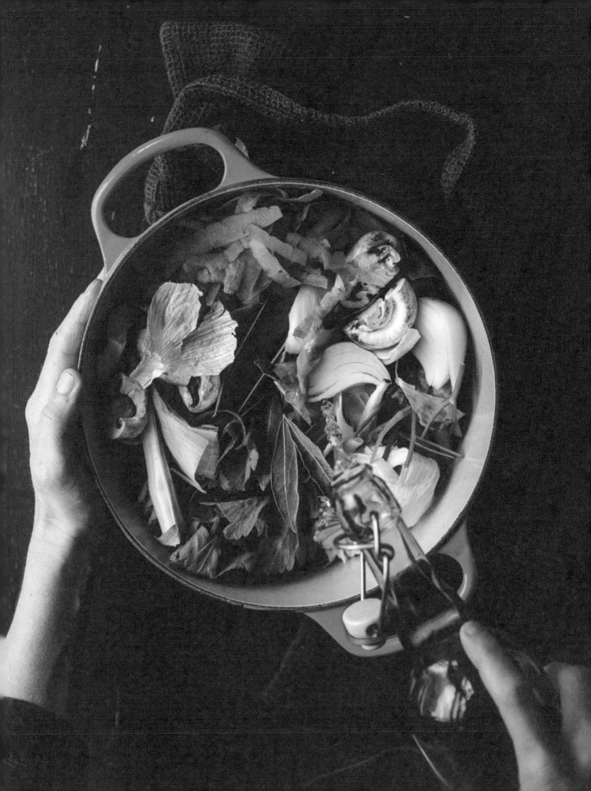

CALDO VEGETAL DE APROVECHAMIENTO

🕐 **50 minutos**

🫙 **1 tarro grande**

Todo el año

Vamos a hacer nuestro propio caldo de verduras, pero esta vez aprovechando restos, pieles o verduras más feítas que quizá habrías tirado si no hubieras conocido esta receta. Es importante usar verduras orgánicas y limpiarlas bien para evitar restos de tierra. Una vez que hayamos pelado nuestras verduras, guardaremos las pieles o las partes más feas en bolsas de residuos orgánicos. Podemos congelarlas hasta 6 meses.

restos o pieles de zanahorias
restos o pieles de ajo
restos o pieles de cebolla
restos o tallos de puerros
hojas de apio
pieles de patatas
pieles o restos de champiñones
hojas de col
pieles de tomates
tallos de hierbas frescas (perejil, albahaca, etc.)
1 l de agua o agua hasta cubrir las verduras
una pizca de sal
1 cucharadita de vinagre de manzana

Limpia bien las verduras antes de ponerlas en una bolsa de residuos en el congelador.

Llena una olla grande con los restos de verduras que tengas y cúbrelos con agua. Lleva a ebullición, baja el fuego y deja cocer unos 35-40 minutos como mínimo para reducir el caldo. Filtra. Guarda en tarros herméticos en la nevera; se conservarán unos 4-5 días. También puedes congelar el caldo en cubitos de hielo y te durarán hasta 4 meses.

Úsalo como base de guisos, cremas y salsas.

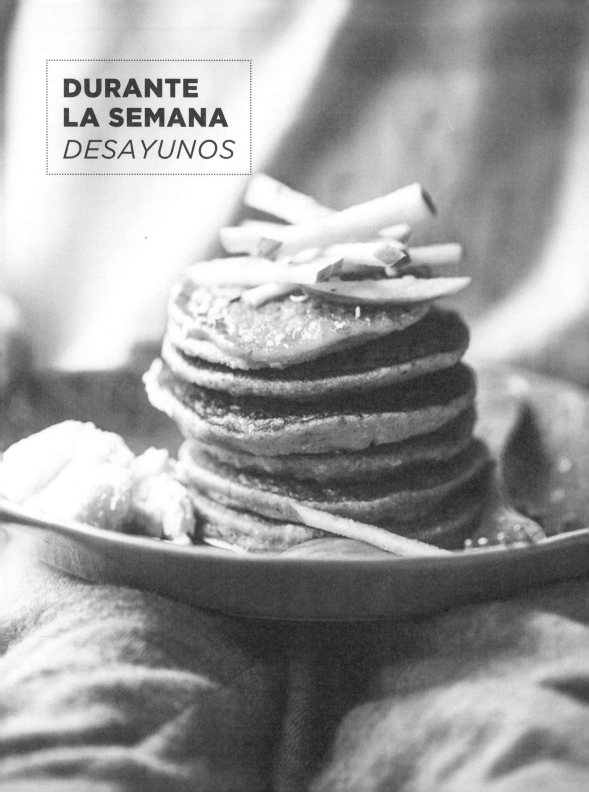

DURANTE LA SEMANA
LA SEMANA
DESAYUNOS

'PANCAKES' VEGANOS

🕐 **6 minutos**

🥞 **12 pancakes**

Todo el año (si omites la manzana)

Tengo una fórmula infalible para preparar *pancakes* en 3 minutos durante la semana o los fines de semana, pero llevan huevos y quería poder ofreceros una opción vegana que estuviese igual de rica, con una textura esponjosa y, claro, fáciles de preparar. Lo mejor: puedes añadir zanahoria rallada para hacer una versión tipo bizcocho de zanahoria.

Prepáralos cualquier mañana: no tardarás más de 5 minutos, y tendrás unos *pancakes* riquísimos y sanísimos para desayunar.

1 plátano maduro
1 manzana pequeña
1 cucharada de semillas de cáñamo (opcional)
1 ½ cups o 375 ml de leche vegetal de avena
1 cucharada de sirope de arce o de azúcar de coco
2 cups o 200 g de copos de avena
1 cucharadita de levadura
1 cucharadita de canela en polvo
¼ de cucharadita de sal
1 zanahoria

Pon primero los copos de avena en la batidora o el robot de cocina y tritúralos hasta que queden como harina. Añade el resto de los ingredientes, menos la zanahoria, y licua hasta obtener una textura lisa y sin grumos. Agrega la zanahoria rallada lo más fina posible y mezcla todo con una cuchara o a mano. No lo tritures; si no, tendrás una mezcla naranja.

Calienta a fuego medio una sartén antiadherente con un poco de aceite de coco y añade 2 cucharadas de masa. Cuando aparezcan burbujitas o hayan pasado 2 minutos, dale la vuelta y cuece unos minutos más. Repite hasta agotar la masa. Baja la temperatura a medida que hagas los *pancakes*, para evitar que se quemen.

Sirve los pancakes *con manzana rallada, miel de jengibre y el zumo de ½ limón.*

'THE BREAKFAST CAKE'

○ **40 minutos**

👤 **4 personas**

Todo el año

Yo preparo este cake *en mi sartén de hierro fundido y lo sirvo directamente allí. Desayuno solucionado para dos días.*

Sirve con yogur.

¿Y si pudieses reunir en un *cake* todos tus ingredientes favoritos del desayuno?

3 huevos orgánicos
½ cup o 100 ml de aceite de oliva o de coco derretido
⅓ de cup u 80 ml de sirope de arce o miel
1 cup o 250 ml de yogur (o bien leche vegetal
    + 1 cucharada de vinagre de manzana)
1 manzana orgánica (opcional)
cáscara de ½ limón
1 zanahoria
2 cups o 200 g de copos de avena
una pizca de sal
1 cucharadita de levadura
1 cucharadita de canela en polvo
200 g de arándanos frescos o congelados (opcional)
    (prueba con frambuesas o peras, si quieres)
azúcar de coco

Precalienta el horno a 190 °C. Unta un molde de unos 24 cm de diámetro con un poco de aceite de coco.

Bate los huevos, añade el aceite de oliva, el sirope de arce, el yogur, la manzana rallada y la cáscara de limón.

En el procesador, tritura la mitad de los copos de avena y ponlos en un bol grande con el resto de los copos de avena, la sal, la levadura y la canela. Mezcla. Añade la zanahoria rallada a mano y vuelve a mezclar. Vierte encima la mezcla húmeda y mezcla otra vez.

En el molde, esparce los arándanos y, por encima, vierte la masa del *cake*. Espolvorea con un poco de azúcar de coco y hornea unos 40-45 minutos o hasta que esté dorado. Deja enfriar. Se conservará durante 2 días fuera de la nevera.

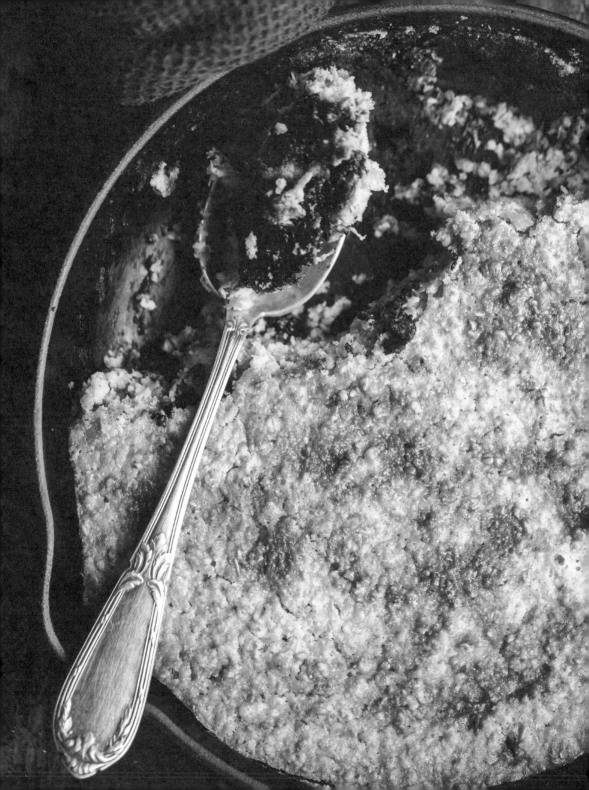

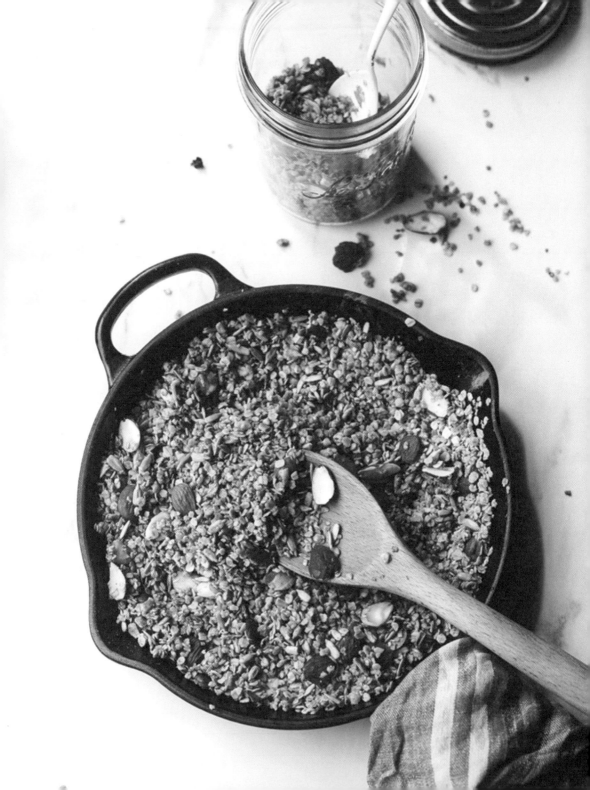

GRANOLA TOSTADA RÁPIDA

🕒 **10-12 minutos**

🫙 **1 tarro grande**

☀ ⬇ ❄ ⚙

Todo el año

La granola es un básico de nuestra despensa saludable y nos encanta, pero a veces requiere un poco más de tiempo del que podemos dedicarle. Esta receta es para esos días en que acabas de darte cuenta de que tu tarro de granola está vacío (¡vaya!) y quieres añadir algo crujiente a tu desayuno. Juega con diferentes tipos de copos, semillas y frutos secos.

2-3 cucharadas de sirope de arce

2-3 cucharadas de aceite de coco, ghee o mantequilla orgánica sin sal

½ cucharadita de cardamomo en polvo

1 cucharadita de canela en polvo

2 cups o 200 g de copos de avena

½ cup o 75 g de almendras laminadas

¼ de cup o 35 g de semillas girasol

una pizca de sal

1-2 cucharadas de cacao (opcional)

En una sartén de unos 25 cm de diámetro a fuego medio, calienta los copos de avena, las almendras laminadas, las semillas de girasol y la sal. Mezcla y agrega el sirope de arce, el aceite de coco, el cardamomo y la canela (y el cacao, si quieres). Mezcla bien. Sigue cociéndolo durante unos 10 minutos y no dejes de remover con una cuchara de madera a fuego medio hasta que esté todo bien tostado. Deja enfriar o disfrútalo al momento. Irá endureciéndose a medida que se enfríe. Guárdala en tarros herméticos en la despensa. Se mantiene crujiente unas 2 semanas.

MI DESAYUNO BIOTIFUL

Preparar un pudin de chía es fácil, pero esos 15-20 minutos de espera a veces se hacen eternos. Por eso, suelo optar por mezclar la chía o la quinoa hinchada, o ambas, con yogur. Esta compota de un color maravilloso que combina fresas y manzana, y que me recuerda al sabor del ruibarbo, es uno de mis desayunos favoritos.

2 cups o 500 ml de yogur orgánico
    (o yogur vegano o de anacardos)
6-7 cucharadas de semillas de chía o de quinoa pop
granola *(ver página 72)*
compota de manzana y fresas (u otra)
mantequilla de avellanas (opcional, *ver página 86)*

Compota de manzana y fresas
1 manzana
1 cup o 200 g de fresas
1 cm de jengibre pelado y rallado
½ cucharadita de vainilla en polvo
1 cucharadita de sirope de arce
zumo de ½ limón
1-2 cucharadas de agua o zumo de naranja o de manzana

Mezcla primero el yogur con las semillas de chía o quinoa pop. Mientras, calienta una sartén antiadherente. Añade las fresas cortadas en cuartos, la manzana cortada, el jengibre, la vainilla, el sirope de arce, el zumo de limón y el zumo de naranja o agua. Lleva a ebullición. Baja el fuego y deja que se cueza durante unos 8-10 minutos o hasta que la fruta esté blandita. Puedes licuar la compota, machacarla con un tenedor y dejar algunos trocitos si lo prefieres.

Si te sobra compota, guárdala en un tarro en la nevera. Se conservará durante unos 5 días.

Sirve el yogur y la chía con la compota, un poco de granola y, si quieres, un poco de mantequilla de avellanas.

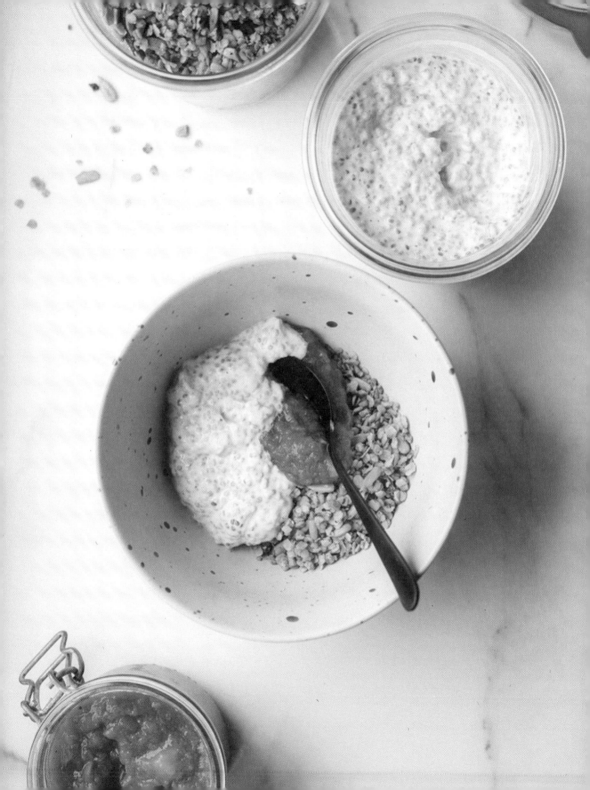

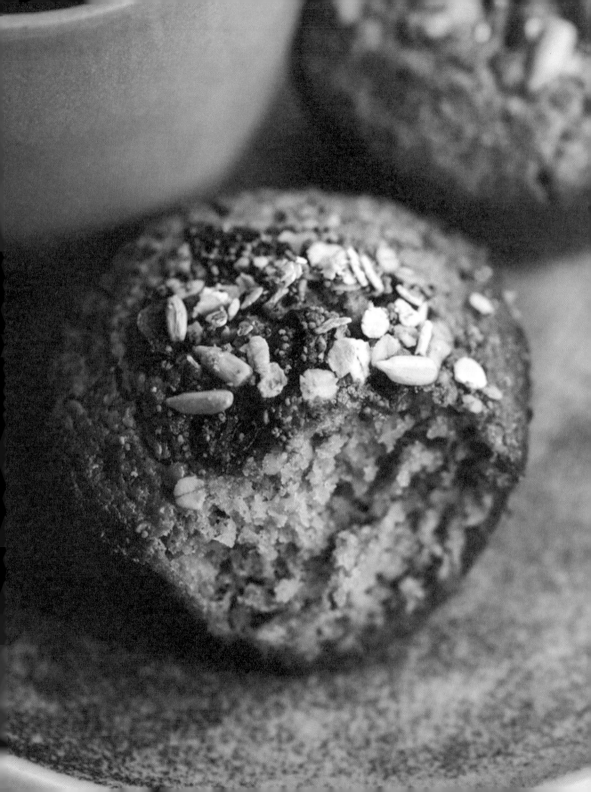

MUFFINS DE ESPECIAS

🕐 **30 minutos**

🧁 **10 muffins**

Todo el año

Estos muffins son perfectos para desayunar o como snack, y sirven como base si quieres personalizarlos un poco con otras frutas deshidratadas, chocolate o lo que prefieras. Yo suelo preparar una bandeja el domingo por la tarde, así ya tengo el desayuno listo para el lunes y alguna merienda solucionada. A veces lo combinamos con alguna compota de fruta *(ver página 85)*. Son perfectos también para llevar de excursión.

1 cup o 100 g de harina de almendra
¾ de cup o 90 g de harina de avena
⅓ de cup o 45 g de trigo sarraceno
2 cucharadas de arrurruz o tapioca (ayuda a que las
    preparaciones sin gluten no se desmenucen; es
    opcional, pero recomendable)
⅓ de cup o 70 g de azúcar de coco o 6 dátiles
1 ½ cucharaditas de levadura sin químicos y sin gluten
    (yo la compro en tiendas orgánicas)
1 cucharadita de bicarbonato de sodio
½ cucharadita de sal
1 cucharada de canela en polvo
1 cucharada de jengibre fresco
2 huevos orgánicos
1 plátano maduro
¾ de cup o 160 ml de *buttermilk* o suero de leche
    (se puede reemplazar por leche vegetal + 1 cucharada
    de vinagre de manzana o zumo de limón)
⅓ de cup u 80 ml de mantequilla orgánica
    o aceite de coco
¼ de cup o 60 ml de sirope de arce o miel
un puñado de arándanos o pasas
70-80 g de chocolate negro

Topping

1 cucharada de copos de avena
1 cucharadita de azúcar de coco/panela/mascabado
1 cucharada de semillas de girasol
1 cucharada de semillas de calabaza
semillas de amapola

Precalienta el horno a 200 °C y prepara los moldes. Úntalos con aceite de coco o colocando unos moldes de papel.

En un bol pequeño, pon la leche vegetal con el vinagre de manzana, mezcla y deja reposar durante unos minutos.

En otro bol más grande, mezcla la harina de almendras con la de avena, la de trigo sarraceno, la sal, la levadura, el bicarbonato de sodio, la canela, el jengibre fresco, el azúcar y el arrurruz. En el caso de usar los dátiles, machácalos con un tenedor y añádelos al bol de ingredientes húmedos.

En otro bol, bate los huevos, añade el *buttermilk*, el plátano machacado, el aceite de coco derretido a temperatura ambiente y la miel. Junta las dos mezclas. Añade, si quieres, unos arándanos, pasas o trocitos de chocolate negro.

En un bol pequeño aparte, mezcla los ingredientes del *topping*.

Rellena tres cuartas partes de los moldes y añade un poco del *topping* encima de cada muffin. Hornea durante unos 20 minutos o hasta que estén dorados y hechos, saca del horno y deja reposar unos 10 minutos. Guárdalos en una caja hermética. Se conservan durante unos 3-4 días.

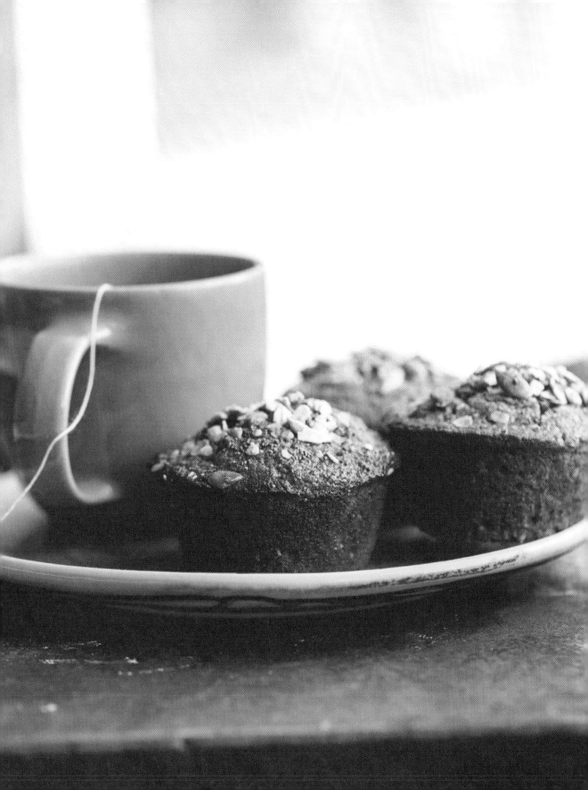

'PORRIDGE' PARA CADA TEMPORADA

 6 minutos

 4 personas

Todo el año

Me declaro fan incondicional de los *porridges*. Es increíble lo bien que puede sentarme un bol de avena cocida en los meses fríos y grises. Un truco para conseguir un *porridge* con sabor es añadir una pizca de sal mientras cueces los copos de avena. Lo bueno de las gachas es que puedes añadir casi todos los *toppings* que quieras y crear maravillas.

Te propongo un *porridge* para cada temporada; así puedes ir variando. Puedes ir jugando con los copos y probar con copos de quinoa o de trigo sarraceno, o combinar varios. Creo que la proporción para conseguir una buena textura de las gachas es 1 cup o 100 g de copos de avena por 3 cups o 750 ml de líquido (agua, leche vegetal, zumo de fruta o verdura), siempre añadiendo una pizca de sal.

Para la base
1 cup o 100 g de copos de avena
    (certificados sin gluten si eres celíaco)
1 cup o 250 ml de leche de avena
2 cups o 500 ml de agua
una pizca de sal

Para el *porridge*, pon los copos de avena, la leche, el agua y la sal en una olla pequeña o mediana. Cuece a fuego medio, sin dejar de remover con una cuchara de madera, unos 5 minutos o hasta que veas que los copos están cocidos y la textura es más cremosa.

INVIERNO

1 cucharadita de aceite de coco
1 cucharada de sirope de arce
1-2 peras
½ cucharadita de cardamomo en polvo
una pizca de sal
yogur orgánico sin endulzar

Para la tahinitella
½ cup o 125 ml de tahini (blanco u oscuro)
1 cucharada de cacao crudo en polvo
2 cucharaditas de sirope de arce
1-2 cucharadas de agua

Para la tahinitella, simplemente mezcla en un bol el tahini con el cacao, el sirope de arce y el agua hasta obtener una textura lisa y cremosa. Guarda en un tarro en la nevera o fuera de ella. Se conservará durante 2 semanas.

Calienta el aceite de coco con el sirope de arce en una sartén antiadherente. Añade las peras cortadas en rodajas, el cardamomo y la sal. Carameliza durante unos 2 minutos.

Sirve las gachas en unos boles y añade encima las peras con un poco de tahinitella y yogur. Puedes agregar un poco de leche vegetal si te gusta más líquido.

PRIMAVERA

crema de limón *(ver página 89)*
semillas de cáñamo
semillas de sésamo
semillas de chía
150 g de frambuesas
crujiente de sésamo *(ver páginas 222-223)*

En un bol pequeño, machaca con un tenedor las frambuesas y añádelas encima del *porridge* todavía caliente. Sirve un poco de crema de limón en un lado y decora con semillas de cáñamo, chía y sésamo. Añade un trozo de crujiente de sésamo.

VERANO

un puñado de arándanos
un puñado de moras o cerezas
1 cm de jengibre fresco pelado rallado
un poco de menta picada
½ cucharadita de vainilla
escamas de coco tostadas

En un bol, mezcla los arándanos con las moras (o cerezas deshuesadas), el jengibre, la menta y la vainilla. Sirve encima de las gachas, añade escamas de coco tostadas y más menta fresca picada.

OTOÑO

un poco de mantequilla orgánica
1 cucharada de azúcar de coco
½ cucharadita de cúrcuma en polvo
½ cucharadita de canela en polvo
compota de manzana *(ver página 124)* o
    compota de temporada
mantequilla de avellanas *(ver página 86)*
semillas de girasol

En un bol, mezcla el azúcar de coco con la cúrcuma y la canela en polvo. Sobre las gachas calientes, añade un trocito de mantequilla y esparce la mezcla de azúcar de coco y especias. Sirve con un poco de compota de manzana, mantequilla de avellanas y semillas de girasol tostadas.

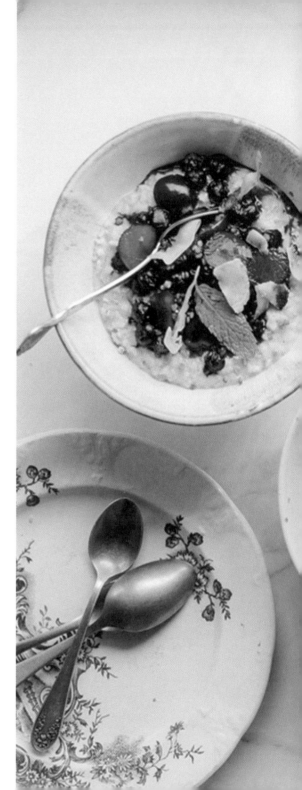

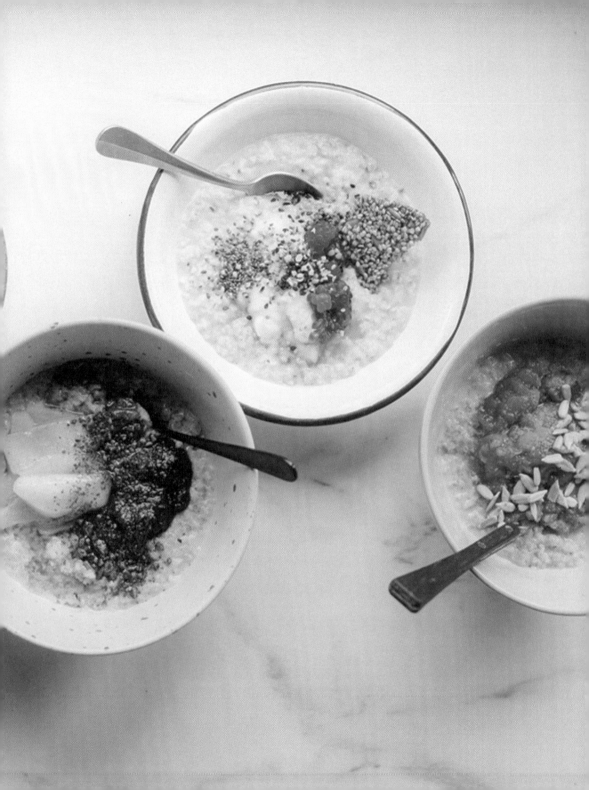

BANANA CARROT CAKE

🕐 **60 minutos**

👤 **5 personas**

Todo el año

Mi idea al crear este bizcocho de plátano era muy clara: quería que fuese sin azúcares (es decir, usar el mismo plátano y los dátiles para endulzar) y, además, que llevase alguna verdura, como la zanahoria. Un éxito asegurado. Un bizcocho sano, perfecto para desayunos o como tentempié, y para aprovechar esos plátanos maduros.

1 cup o 100 g de harina de avena
   (o copos de avena molidos)
¾ de cup o 100 g de harina de trigo sarraceno
50 g de avellanas crudas
1 cucharadita de sal
1 cucharadita de levadura
1 cucharadita de vainilla en polvo
4 plátanos maduros (cuanto más maduros, más dulces)
4 dátiles (idealmente tipo Medjool)
   o 4 cucharadas de sirope de arce
cáscara de ½ naranja
3-4 cucharadas de aceite de coco o de aceite de oliva
4 huevos orgánicos
1-2 zanahorias
70 g de chocolate negro (opcional)

Precalienta el horno a 180 °C y prepara un molde con papel de hornear o bien úntalo con aceite de coco; te recomiendo usar un molde de unos 23 × 10 cm. El tamaño del molde es importante, ya que puede afectar a la textura y la cocción final del *cake*.

Mezcla a mano en un bol las dos harinas con la levadura, la sal, las avellanas troceadas y la canela. En otro bol, o directamente en el robot de cocina, machaca los plátanos hasta obtener una textura tipo puré. Añade los dátiles y procesa hasta obtener una textura lisa. Agrega la vainilla, la cáscara de naranja y el aceite de coco derretido a temperatura ambiente. Mezcla hasta que la textura sea homogénea. Viértela en el bol de ingredientes secos y mezcla un poco. Incorpora los huevos uno a uno y vuelve a mezclar con una cuchara de madera. Añade las zanahorias ralladas y el chocolate troceado. Es importante no mezclar demasiado.

Viértelo en el molde. Hornea durante unos 60 minutos o hasta que esté dorado y hecho por dentro. Deja enfriar unos minutos, sácalo del molde y déjalo enfriar del todo sobre una rejilla. Los primeros días suelo taparlo con un trapo. Puedes cortarlo en rebanadas y congelarlas.

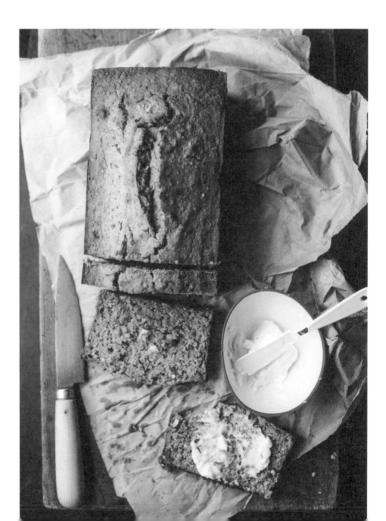

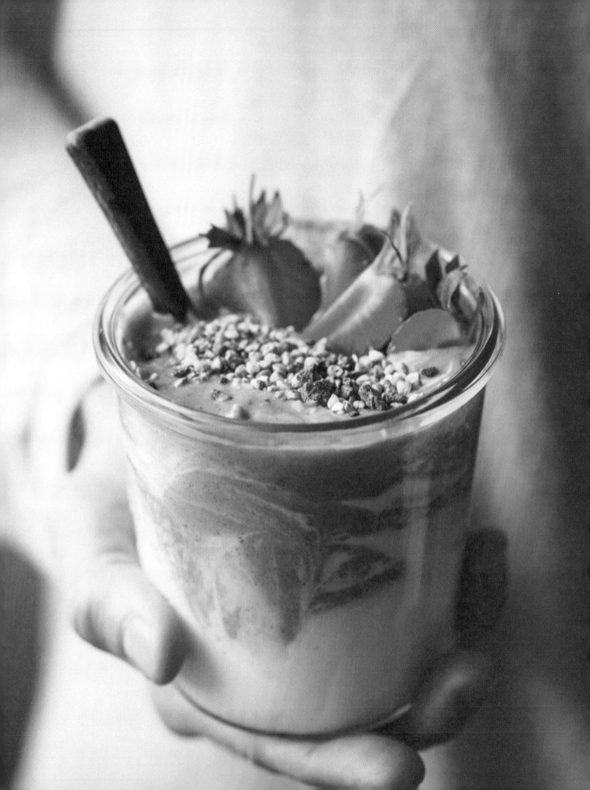

BATIDO CREMOSO CON KALE Y YOGUR

 6 minutos

 4 personas

Otoño/invierno

Seamos realistas: la primera vez, el kale no es algo que guste. Elliot y Lou han ido acostumbrándose a su sabor y textura, pero no siempre se lo comen. Por eso, pensé en elaborar un batido cremoso con kale y combinarlo con yogur para crear unas ondas de color que ya por su aspecto lo hicieran apetecible. ¡Y sí, funciona!

½ aguacate mediano
5-6 hojas de kale
1 plátano maduro
1 manzana
1 cucharadita de canela en polvo
1 dátil
zumo de ½ limón
¾ de cup o 180 ml de leche de avena

Pon los ingredientes del batido, menos la leche vegetal, en la batidora. Licua y, poco a poco, ve añadiendo la leche vegetal hasta conseguir la textura deseada. Tiene que ser una textura cremosa, pero no tan líquida como la de un batido, ya que queremos mezclarlo con yogur y poder dibujar ondas con la mezcla.

En un vaso o tarro, pon una capa de yogur, otra capa de batido de kale y así hasta agotar el batido.

Sirve con rodajas de fresa, chocolate negro troceado y trigo sarraceno tostado.

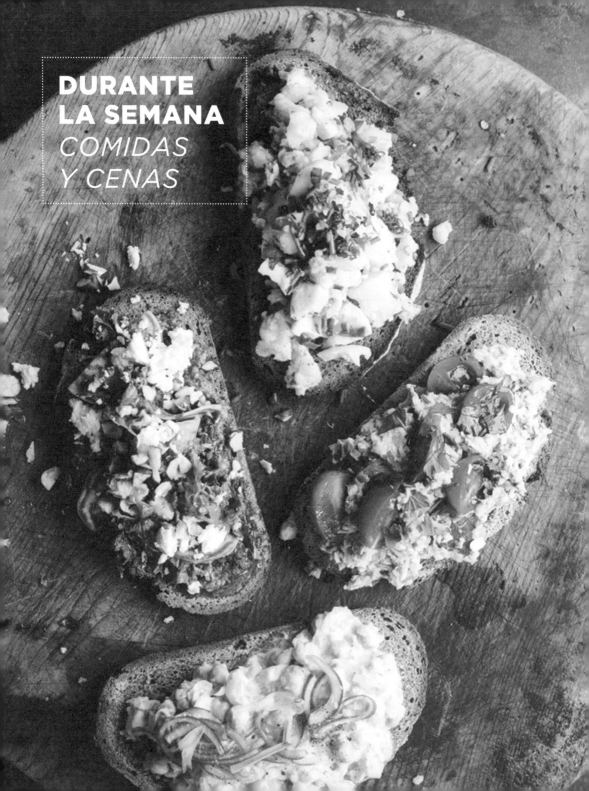

MENOS
DE 10'

TARTINES 'VEGGIE'

A veces, las mejores comidas son las más rápidas, sobre todo si son *tartines*. Si tienes los básicos preparados a modo de comodines, no tardarás más de 10 minutos en preparar estas tartines *veggie*. Te propongo 4 versiones; la de curry de garbanzo con cebolla encurtida es mi favorita. Cuando íbamos a Bélgica con mi hermano, comíamos a veces en un restaurante llamado Au Suisse y recuerdo que tenían las mejores tartines del mundo. Mi hermano siempre se pedía la de pollo con curry.

HUEVO PICADO CON PATATA, PIMENTÓN Y ESPINACA

🕐 **7 minutos**   🍞 **1 tostada**

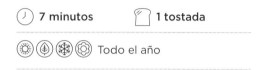 Todo el año

1 tostada de pan
2 patatas
2 huevos
1 cucharadita de cúrcuma en polvo
1 cucharadita de pimentón ahumado
sal y pimienta
1-2 cucharadas de aceite de oliva
1 cucharadita de vinagre de manzana
un puñado pequeño de espinaca (o pepino, si quieres)
un poco de cebollino

Limpia las patatas y pélalas. Pon una olla mediana con agua a hervir. Corta las patatas en 4. Cuando hierva el agua, añádelas a la olla. Cuécelas durante unos 20 minutos o hasta que estén casi hechas. En ese momento, incorpora los 2 huevos a la olla y calcula 7 minutos. Cuela y pasa por agua fría. Pela los huevos.

En un bol, pon las patatas, los huevos cocidos pelados, la cúrcuma en polvo, el pimentón, la sal, la pimienta, el aceite de oliva y el vinagre de manzana, y mézclalo todo bien. Añade unas espinacas picadas y un poco de cebollino picado. Sirve sobre el pan tostado y decora con un poco de cebollino picado.

CURRY DE GARBANZO CON APIO PICADO Y CEBOLLA ENCURTIDA

🕐 **6 minutos**   🍞 **1 tostada**

🌱 ❄️ Otoño/invierno
          (si pones apio y manzana)

1 rebanada de pan tostado
2 tallos de apio
1 cup o 200 g de garbanzos cocidos
1 cucharadita de curry suave
1 cucharadita de mostaza tipo Dijon
½ cup o 125 ml de yogur cremoso tipo
     griego, sin endulzar
zumo de ½ limón
½ manzana
sal y pimienta

Cebolla encurtida
1 cebolla roja
½ cup o 125 ml de agua
½ cup o 125 ml de vinagre de manzana
una pizca de sal

Primero, prepara la cebolla encurtida. Pon el agua, el vinagre de manzana y la sal en un tarro. Añade la cebolla y mezcla bien. Deja reposar como mínimo durante 20-30 minutos.

Limpia el apio y córtalo en rodajas muy finas. En un bol, pon el apio, los garbanzos, la sal, la pimienta, el curry y la mostaza. Añade el yogur, el limón y la manzana rallada. Trabaja la mezcla hasta conseguir una textura de paté, pero conservando algunos grumitos. Sobre el pan, sirve los garbanzos al curry con cebolla encurtida. Si te sobran garbanzos al curry guárdalos en un tarro hermético en la nevera; se conservan durante unos 3 días.

PESTO, KALE MACERADO, REMOLACHA, FETA Y MIEL

🕐 **6 minutos**   🍞 **1 tostada**

🌱 ❄️ Otoño/invierno

1 rebanada de pan tostado
1-2 cucharadas de pesto
     (ver páginas 101-102)
3-4 hojas de kale
1 cucharada de aceite de oliva
zumo de ½ limón
1 remolacha cruda
un poco de queso feta
1 cucharadita de miel
un puñado pequeño de avellanas tostadas
sal

Primero, limpia las hojas de kale y quítales el tallo. Trocéalas. En un bol, pon las hojas de kale y añade el aceite de oliva, el zumo de limón y una pizca de sal. Masajea durante unos minutos, hasta que las hojas estén más tiernas. Pela la remolacha y córtala en rodajas muy finas. Tuesta el pan y unta con un poco de pesto de tu elección. Pon encima las hojas de kale; luego, las rodajas de remolacha, un poco de queso feta desmenuzado, la miel y las avellanas troceadas.

ATÚN VEGANO CON TOMATES MARINADOS, PEREJIL Y LECHUGA

🕐 **6 minutos**   🍞 **1 tostada**

☀ Verano

1 rebanada de pan tostado

Para el atún vegano
½ cup o 75 g de semillas de girasol activadas (en remojo durante 4 h)
½ cup o 130 g de alubias blancas cocidas y escurridas
2 cucharadas de alcaparras
½ cebolla roja pequeña
sal y pimienta
1 hoja de alga nori
zumo de ½ limón
unas hojas de perejil

Para los tomates marinados
un puñado de tomates cherry
sal y pimienta
1 cucharada de aceite de oliva
1 diente de ajo
zumo de ½ limón
un poco de perejil picado

Cuela las semillas de girasol y pásalas por agua. En un robot de cocina, procesa las semillas con las alubias, las alcaparras, la cebolla roja picada, la sal, la pimienta, el alga nori troceada, el zumo de limón y un poco de perejil picado. Procesa durante unos segundos, pero no demasiado, porque queremos simular la textura del atún y debe conservar grumitos.

En un bol, mezcla los tomates cherry cortados en 2 a lo largo, con un poco de sal, pimienta, aceite de oliva, el ajo machacado, el zumo de limón y el perejil. Unta el pan con una base de paté de semillas y pon por encima unos tomates cherry. Decora con más perejil. Si te sobra atún vegano, guárdalo en un tarro hermético en la nevera. Se conservará durante unos 3 o 4 días.

'ROLLS' DE TORTILLA CON RELLENO Y SEMILLAS

10 minutos

2 personas

Todo el año

Unos rollitos perfectos para llevar de pícnic.

4 huevos orgánicos
sal y pimienta
un puñado de perejil y albahaca
½ calabacín
70 g de queso feta
1-2 cucharadas de pesto *(ver páginas 101-102)*
1 aguacate
unos tomates secos
zumo de ½ limón
una pizca de sal
mantequilla orgánica o aceite de oliva

Para la mezcla de semillas
¼ de cup o 35 g de semillas de sésamo
¼ de cup o 40 g de semillas de cáñamo

Rompe los huevos en un bol y salpimienta. Calienta una sartén a fuego medio y pon un poquito de mantequilla orgánica o de aceite de oliva. Vierte la mitad de la mezcla de los huevos y, con una cuchara de madera, ve moviéndolos, de fuera hacia dentro. Pasados unos 2 minutos o cuando esté hecha, apaga el fuego y pon la tortilla en un plato llano. Sobre un lateral, coloca un poco de perejil, albahaca, calabacín en tiras, queso feta desmenuzado, unas cucharadas de pesto, unos trozos de aguacate, unos tomates secos y la mezcla de semillas. Con cuidado, enrolla la tortilla y corta en rodajas. Sirve en un plato, remueve la mezcla de semillas y esparce un poco por encima. Sirve con una ensalada verde.

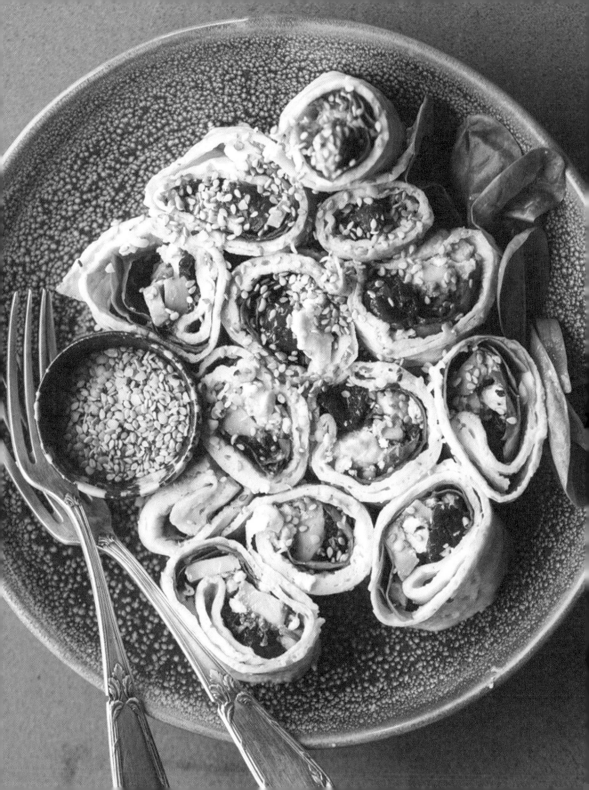

ENSALADA DE TOMATE, SANDÍA, LABNEH Y LENTEJAS CRUJIENTES

10 minutos

3 personas

Verano

En verano, no queremos complicarnos mucho la vida y, por ello, buscamos platos fáciles, refrescantes y rápidos. Esta ensalada combina tomates sabrosos, sandía fresquita, aceitunas Kalamata jugosas, menta, labneh y lentejas horneadas para que estén crujientes.

Para las lentejas crujientes
½ cup o 100 g lentejas beluga secas

1 cup o 250 ml de agua

una pizca de sal

1 cucharadita de pimentón ahumado

1 cucharada de aceite de oliva

Para la ensalada
un puñado de rúcula o mézclum

3 tomates (escoge tomates y de diferentes colores)

¼ de sandía

10 aceitunas Kalamata

7-8 hojas de menta picadas

labneh *(ver página 109)*

lentejas crujientes

sésamo negro

aceite de oliva

zumo de ½ lima

escamas de cayena (opcional)

sal y pimienta

Pon las lentejas en una olla mediana, vierte el agua y cuece durante unos 20-25 minutos a fuego medio. Si las has dejado en remojo, el tiempo de cocción en general será menor, unos 15 minutos. Deben quedar al dente, no queremos pasarnos de cocción. Cuélalas y pásalas por agua. Escurre bien. Ponlas sobre una bandeja con papel de hornear y añade un poco de sal, el aceite de oliva y el pimentón ahumado. Mezcla bien y alisa. Hornea a 180 °C durante unos 10 o 15 minutos, o hasta que estén crujientes. Deja enfriar.

Mientras, corta la sandía en triángulos, los tomates en rodajas y gajos, y las olivas en mitades. Pica la menta.

En un plato hondo, pon un poco de rúcula o mézclum, añade los tomates, los trocitos de sandía, las aceitunas, unas lentejas crujientes y añade labneh cremoso por encima. Decora con semillas de sésamo y agrega un poco de aceite de oliva, sal, pimienta y escamas de cayena si quieres.

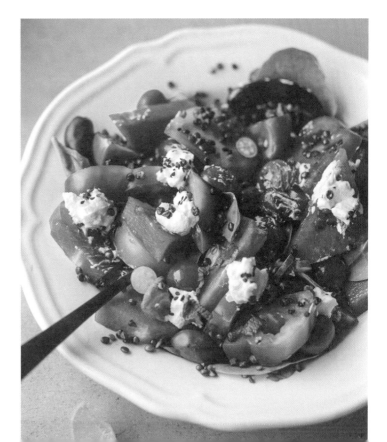

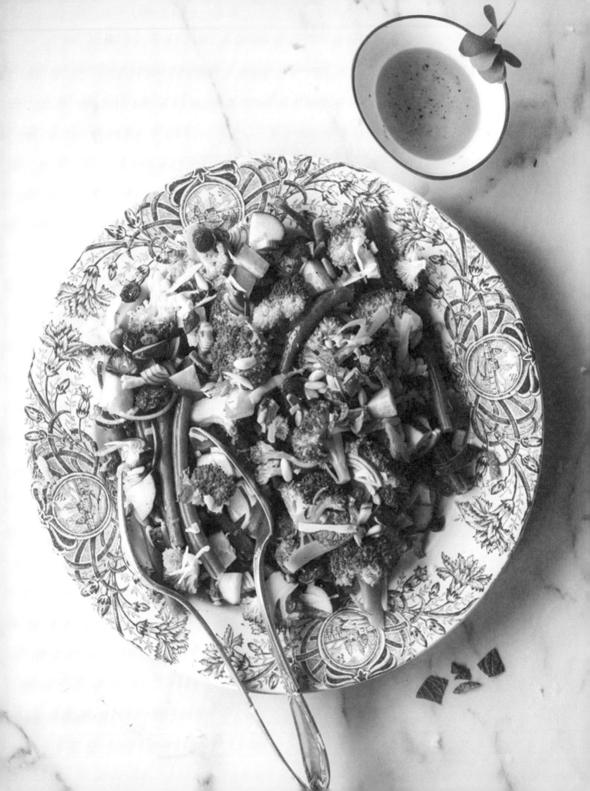

ENSALADA VERDE AL DENTE CON PIÑONES Y MENTA

 12 minutos

 3 personas

Otoño

Mis ensaladas siempre son coloridas y con muchos contrastes de sabores y texturas. Esta ensalada verde con brócoli y judías verdes es una de mis favoritas, pero es importante cocer bien estas dos verduras. Una vez en agua hirviendo, cuenta como mucho 6 minutos.

1 brócoli pequeño
un puñado de judías verdes finas
1 pepino
un puñado de pasas
1 cebolla roja pequeña
3-4 cucharadas de aceite de oliva
zumo de ½ limón
sal y pimienta
1 diente de ajo
cáscara de 1 limón
unas hojas de menta
30 g de piñones tostados
pecorino rallado (opcional)

Pon a hervir agua en una olla grande. Cuando entre en ebullición, agrega las judías y el brócoli desmenuzado. Calcula 6 minutos. Cuela y pon las verduras en agua bien fría. Mientras tanto, tuesta los piñones durante unos 3-4 minutos. Corta el pepino en cubitos. Corta la cebolla. En un bol, mezcla el aceite de oliva con el diente de ajo machacado, el zumo de limón, la sal y la pimienta. Pon, en un bol grande, el brócoli y las judías verdes. Añade el pepino, la cebolla, las pasas, los piñones tostados y la menta picada, y mezcla con la vinagreta. Incorpora la cáscara de limón y el pecorino.

CARPACCIO DE REMOLACHA CON HUEVO PICADO, PARMESANO Y ALCAPARRAS

 6-8 minutos

 2 personas

Todo el año

Este plato es mi interpretación del típico carpaccio de carne, aunque a mi parecer es mucho más sabroso, saludable y original. Para sustituir la carne, usamos la remolacha, que cortamos en rodajas finas y maceramos en aceite de oliva, tamari y limón. Creo que como plato para un pícnic o un *brunch* es una buena propuesta que luego puedes decorar con los *toppings* propuestos.

2-3 remolachas crudas
1 cucharada de aceite de oliva
1 cucharada de tamari
zumo de ½ limón
2 huevos cocidos
1 cucharada de alcaparras
30 g de pistachos tostados
un puñado de rúcula
parmesano en láminas
aceite de oliva
pimienta

Primero, pela las remolachas. Córtalas en rodajas lo más finas posible, con un cuchillo afilado o con la ayuda de una mandolina. Ponlas en un bol con el aceite de oliva, el tamari y el zumo de limón. Mezcla y deja macerar durante unos minutos.

Mientras, pon agua a hervir. Cuando entre en ebullición, pon los 2 huevos y calcula 7 minutos justos. Cuela en agua fría y pela.

Ralla los huevos con un rallador y mezcla con las alcaparras y los pistachos tostados.

Sobre un plato grande, coloca las remolachas en círculo. Pon en medio un poco de rúcula y, por encima, un chorrito de aceite de oliva. Coloca la mezcla de huevo duro, alcaparras y pistachos sobre la rúcula. Decora con láminas de parmesano. Añade un poco de pimienta recién molida.

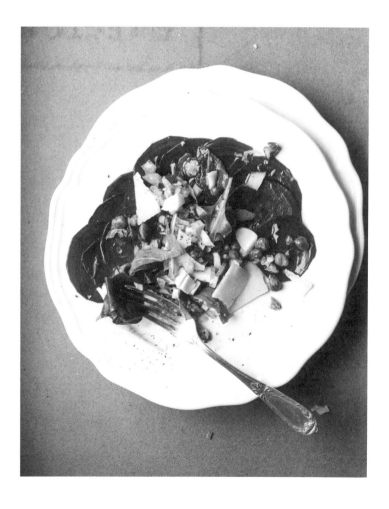

RAVIOLIS 'DELUXE'

 15 minutos

 4 personas

Todo el año

A veces compro los raviolis, pero preparo una versión *deluxe* y los acompaño de un pesto vegano, fresas y garbanzos.

raviolis de queso y espinacas para 4 personas u otros
   de tu elección, pero de calidad
100 g de garbanzos cocidos y escurridos
5-6 fresas (o tomates cherry)
un puñado de espinacas
¼ de cup o 35 g de semillas de girasol tostadas
pesto vegano (puedes prepararlo con antelación)

Para el pesto vegano con espinacas, cáñamo y anacardos
un puñado de espinacas
¼ de cup o 35 g de anacardos
100 ml de aceite de oliva
zumo de ½ limón
3-4 cucharadas de semillas de cáñamo
1 dátil
sal y pimienta

Primero, prepara el pesto. Pon todos los ingredientes en el robot y procesa hasta obtener la textura de un pesto. Prueba y rectifica al gusto. Guarda en un tarro hermético.

Pon agua a hervir y cuece la pasta según el tiempo indicado en el paquete; al ser pasta fresca, suelen ser unos 3 minutos, aproximadamente.

Limpia las fresas y córtalas en rodajas. Pica las espinacas. Tuesta las semillas de girasol.

Cuando la pasta esté lista, escúrrela, mézclala con un poco de pesto y añade los garbanzos, las fresas, las semillas de girasol y las espinacas.

Prueba la versión con daditos de boniato o calabaza horneados.

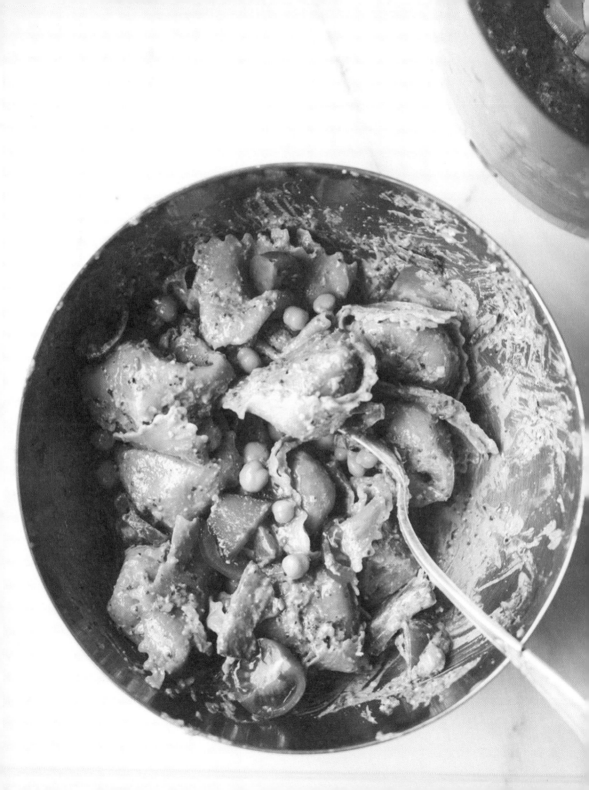

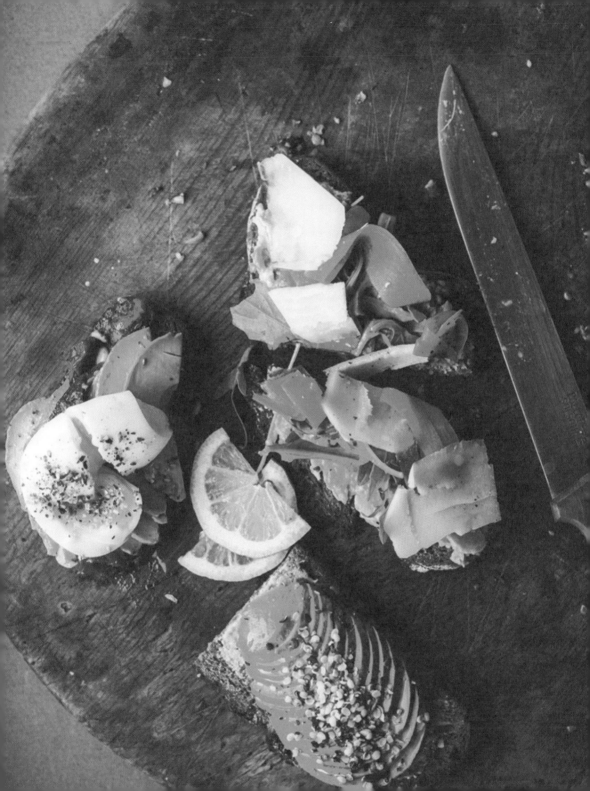

MIS TOSTADAS DE AGUACATE

AGUACATE CON TAHINI, CAYENA Y SEMILLAS DE CÁÑAMO

⏱ **3 minutos** 🍞 **1 por persona**

☀ ⊕ ❄ ⊚ Todo el año

1 rebanada de pan de calidad
1 cucharada de tahini blanco u oscuro
1 aguacate
aceite de oliva
zumo de limón
semillas de cáñamo
escamas de cayena
sal y pimienta

Una buena tostada de pan, un buen aguacate cortado en rodajas, un buen aceite de oliva y un poco de zumo de limón; hasta aquí, ya tienes una tostada de aguacate decente que a todos nos gusta. Pero te propongo 3 versiones diferentes de la clásica y ya tan famosa *avocado toast*.

En el libro, siempre que me refiero a pan se trata de algún pan casero sin gluten o bien un pan de calidad, de fermentación lenta o levadura madre. Puedes escogerlo de espelta, kamut, trigo sarraceno o de centeno si quieres, o bien usar mi receta de pan de semillas *(ver página 114)*.

Tuesta el pan. Úntalo con un poco de tahini, pon el aguacate cortado en rodajas finas encima. Añade un poco de aceite de oliva, zumo de limón, semillas de cáñamo, escamas de cayena, sal y pimienta.

AGUACATE CON PARMESANO, RÚCULA Y ZANAHORIA ENCURTIDA

 5 minutos    **1 tostada**

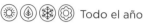 Todo el año

1 rebanada de pan de calidad
1 zanahoria
½ cup o 125 ml de agua
½ cup o 125 ml de vinagre de manzana
una pizca de sal
1 aguacate machacado
zumo de ½ limón
aceite de oliva
un poco de rúcula
láminas de parmesano
pimienta

Limpia la zanahoria y, con un pelapatatas, córtala en tiras. En un tarro, pon el agua, el vinagre de manzana y la sal. Mezcla bien, añade la zanahoria y déjala reposar durante unos 15-20 minutos.

Tuesta el pan. En un bol, machaca el aguacate con un tenedor y añade un poco de zumo de limón y aceite de oliva. Unta el pan con el aguacate, añade un poco de rúcula, zanahoria encurtida, láminas frescas de parmesano y pimienta recién molida.

AGUACATE CON HUEVO POCHÉ Y PESTO

 7 minutos   **1 tostada**

Todo el año

1 rebanada de pan de calidad
pesto *(ver páginas 101-102)*
1 aguacate
1 huevo poché
dukkah *(ver página 100)*

Tuesta el pan. Pon agua a hervir y, cuando alcance el punto de ebullición, añade el huevo con cuidado. Calcula 6 minutos, cuela y pasa por agua fría. Pela el huevo.

Unta la tostada con un poco de pesto, coloca encima el aguacate en rodajas, el huevo troceado y un poco de dukkah.

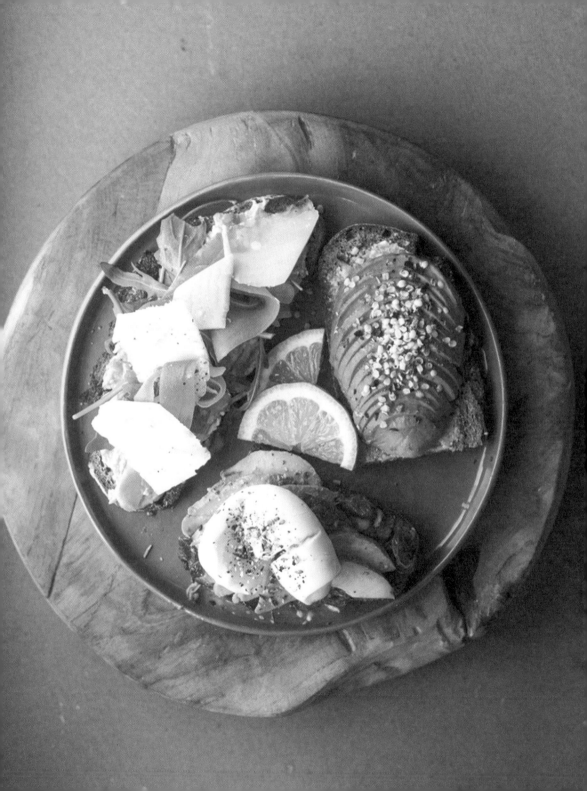

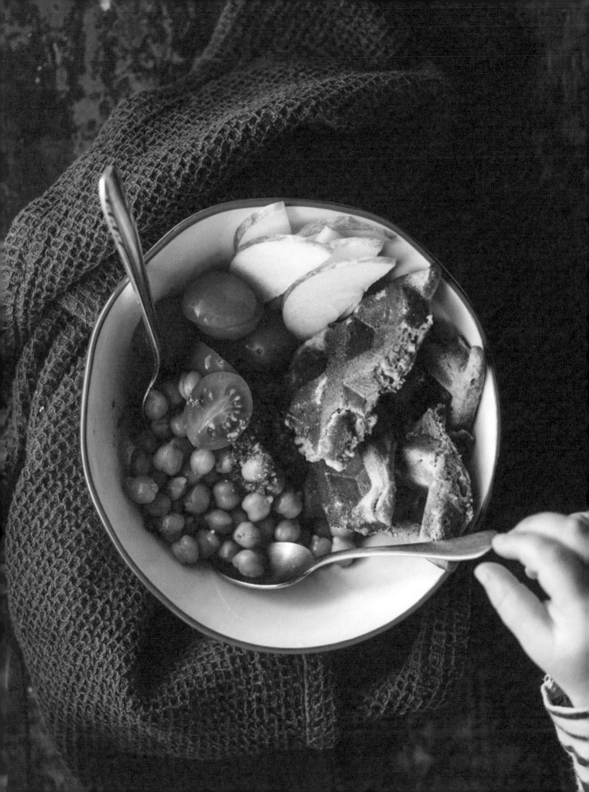

MENOS
DE 20'

BOL DE GOFRES VERDES & CO.

 20 minutos

4 personas

Otoño/invierno
(por las espinacas)

Hay que reconocer que todo lo que se presenta servido en un bol apetece mucho más. Y si, además, dentro del bol hay gofres, es un éxito asegurado. Para los más tiquismiquis con las verduras de hoja verde, estos gofres son perfectos, y es que, aunque lleven espinacas, su sabor es sutil y suave; hasta puedes añadirle queso feta a la masa. Sírvelos en un bol con garbanzos, pesto y tomates cherry.

Para los gofres

1 cup o 100 g de harina de avena
½ cup o 50 g de harina de almendra
una pizca de sal y pimienta
1 cucharadita de levadura en polvo
2 huevos orgánicos
1 cup o 250 ml de leche de avena o de arroz
⅓ de cup u 80 ml de aceite de oliva
½ cup o 125 ml de queso rallado tipo comté,
    gouda o parmesano
un puñado pequeño de cebollino picado
un puñado pequeño de albahaca picada
un puñado de espinacas
70 g de queso feta desmenuzado (opcional)

Para los gofres, pon los ingredientes en la batidora y licua hasta obtener una textura lisa.

Calienta la gofrera y no te olvides de untarla con aceite de coco. Rellena con ¼ de cup o 60 ml de masa y deja que se cueza durante unos 4 minutos o hasta que estén listos.

Mientras, corta tomates cherry en mitades. Corta una manzana en rodajas finas. Sirve los gofres en un bol con la manzana, los tomatitos, un poco de pesto y garbanzos.

Sirve un gofre cortado en triángulos con tomates cherry, garbanzos, pesto y manzana en rodajas finas.

Prueba a hacer la versión dulce omitiendo el queso, las hierbas frescas y las espinacas. Añade 1 ½ cucharadas de azúcar de coco.

ENSALADA CÉSAR VEGANA CON COCO TOSTADO

 12 minutos

 2 personas

Otoño/invierno

¿Qué tal una versión vegana de la mítica ensalada César? He inventado una salsa muy parecida y deliciosa a base de semillas de girasol activadas y mezcladas con mostaza, tamari y levadura nutricional para darle el toque de queso. Para sustituir los picatostes, haremos garbanzos horneados y tostaremos coco en escamas. ¡Delicioso!

Salsa
½ cup o 75 g de semillas de girasol
    remojadas en agua unas 8 horas
1 diente de ajo
2 cucharaditas de mostaza
1 cucharadita de tamari
4-6 cucharadas de agua
sal y pimienta
1 cucharada de levadura nutricional
1 cucharada aceite de oliva
zumo de ½ limón

unas 7-8 hojas de kale
escamas de coco
1 aguacate
1 manzana
picatostes de garbanzos

Puedes preparar la salsa con antelación o doblar la receta si quieres. Se conservará durante 3-4 días en la nevera.

Para preparar los picatostes de garbanzos, pon 1 cup o 200 g de garbanzos cocidos, bien escurridos y secos sobre una bandeja con papel de hornear. Añade 1 cucharada de aceite de oliva, sal, pimienta y una pizca de pimentón ahumado. Mezcla bien y hornea unos 30 minutos a 200 °C.

Prepara la salsa. Cuela las semillas y pásalas por agua limpia. Pon todos los ingredientes en la batidora y procésalos hasta obtener una textura lisa y cremosa. Prueba y rectifica a tu gusto. Guarda en un tarro, seguramente tendrás más salsa que para esta receta. Se conservará durante unos 3-4 días en la nevera.

Limpia las hojas de kale y quítales el tallo, trocéalas un poco, ponlas en un bol y vierte un poco de salsa. Mezcla durante unos minutos.

Añade los picatostes de garbanzos, las escamas de coco ligeramente tostadas, el poco de aguacate troceado y la manzana en rodajas.

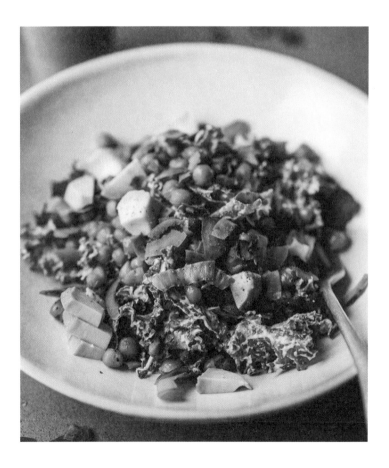

HAMBURGUESA DE TOFU

 20 minutos

4 personas

Todo el año

Una de las primeras palabras que aprendió Elliot fue *tofu*. Le encanta el tofu, y eso que en casa tampoco lo consumimos mucho. Suelo preparárselo una vez por semana o cada dos. Esta receta es muy sencilla, pero la combinación de ingredientes funciona a la perfección y es ideal para sorprender a la familia un viernes por la noche.

1 paquete de tofu ahumado
1 cucharada de tamari
1 cucharada de sirope de arce
una pizca de pimentón ahumado
1 pepino
chucrut *(ver página 113)* de col morada
1 tomate
1 aguacate
hojas de lechuga
salsa de yogur y tahini
panecillos sin gluten, de espelta o de algún pan de calidad
(opcional)

Para la salsa de yogur y tahini
1 cup o 250 ml de yogur cremoso sin endulzar
2 cucharaditas de tahini
zumo de ½ limón
1 cucharadita de mostaza (opcional)
sal y pimienta
un poco de perejil picado

Prepara la salsa mezclando en un bol o en una batidora el yogur con el tahini, el zumo de limón, la mostaza, la sal, la pimienta y el perejil. Vierte en un tarro y reserva.

Corta el tofu en láminas. En un bol mediano, mezcla el tamari, el sirope de arce y el pimentón ahumado. Pon el tofu y déjalo macerar.

Mientras, prepara las verduras. Haz tiras de pepino con un pelador y ponlas en un bol. Corta el tomate y el aguacate en rodajas.

Pon a calentar una sartén antiadherente y saltea el tofu a fuego medio, hasta que esté dorado.

Tuesta un poco el pan y unta cada lado con algo de salsa. Pon una capa de lechuga, otra de tofu, de tomate, de aguacate, de pepino y de chucrut, y tapa con el otro panecillo.

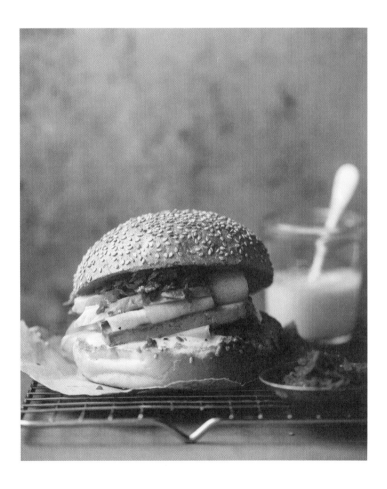

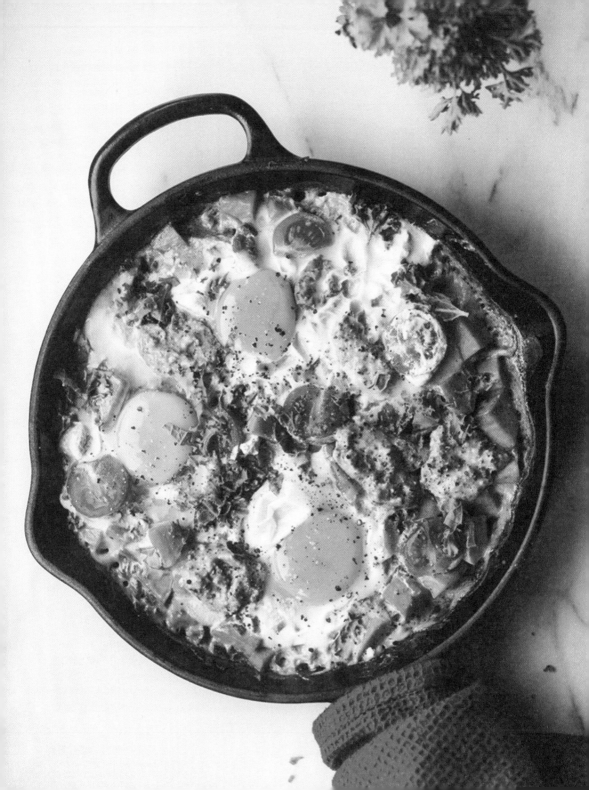

SALTEADO DE BONIATO, HUEVOS, TOMATES CHERRY Y KALE CON PESTO

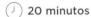

20 minutos

4 personas

Otoño/invierno

Aprovechando 1 cebolla, boniatos, huevos, tomates, kale y un poco de pesto, puedes hacer un superplato perfecto para comidas o cenas rápidas.

1 cucharada de ghee o aceite de coco
1 cebolla roja
2 boniatos medianos pelados
sal
¼ -½ cup o 60-80 ml de nata orgánica, crema de avena o leche de coco
pimienta
3-4 tomates cherry
4 huevos orgánicos
unas hojas de kale
3 cucharadas de pesto *(ver páginas 101-102)*
un poco de perejil picado

En una sartén antiadherente, calienta 1 cucharada de ghee a fuego medio. Añade la cebolla picada y una pizca de sal. Dora unos minutos y agrega los boniatos cortados en cubitos. Dora unos 3-4 minutos, incorpora un poco de agua, si lo ves necesario, y la crema de avena o leche de coco (o nata orgánica si usas). Cuece durante unos 15 minutos a fuego medio, evitando que hierva. Añade los tomates cherry y cuece durante 2 minutos más. Haz unos huecos y añade con cuidado los huevos. Cuécelos durante unos 5-6 minutos. Al final, agrega unas hojas de kale picadas, el poco dc pesto y el perejil picado, y deja cocer 2 minutos más y listo.

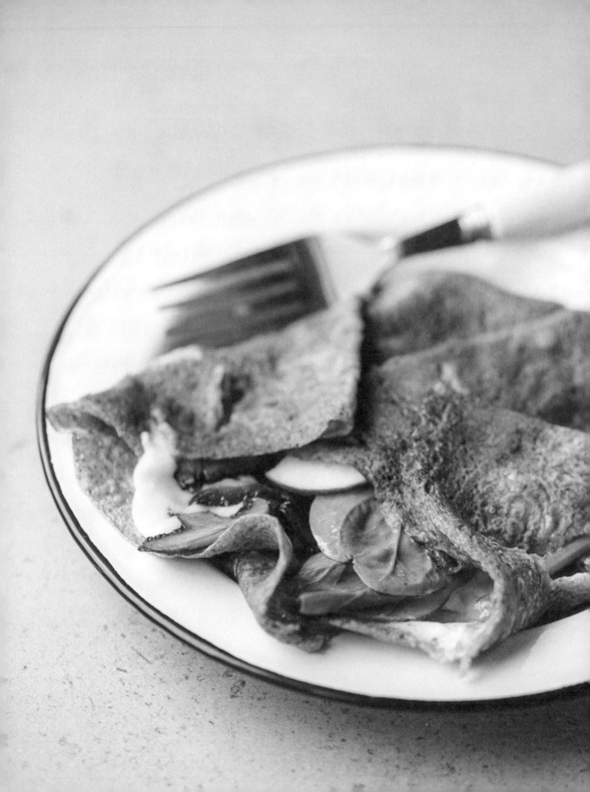

CREPES RELLENAS DE CEBOLLA CARAMELIZADA, CHAMPIÑONES Y QUESO

 18 minutos

 4 personas

Todo el año

Las crepes en versión salada son ideales para preparar un plato rápido y nutritivo. Puedes rellenarlas de lo que quieras. Esta es una de mis combinaciones favoritas.

masa de crepe *(ver página 66)*
1 cebolla
10 champiñones
un puñado de espinacas
1 cucharadita de mostaza tipo Dijon (omitir para niños)
4 huevos
1 manzana
4 lonchas de queso tipo gouda o emmental (opcional)
1 cucharadita de chucrut (opcional)
ghee
sal

Primero, corta la cebolla en rodajas finas y disponla en una sartén antiadherente con un poco de ghee y una pizca de sal. Dora a fuego lento durante unos 8 o 10 minutos. Limpia los champiñones y córtalos en rodajas. Dóralos durante unos 8 o 10 minutos a fuego medio.

Cuando hagas las crepes y les des la vuelta, baja el fuego, pon un poco de mostaza (si vas a usarla), coloca las espinacas, rompe un huevo encima, pon una loncha de queso, unas rodajas de manzana, unos champiñones y un poco de chucrut. Cierra la crepe en 2, luego en 4, cuece 1 minuto más y listo. Vigila que el huevo esté cocido.

'RÖSTIS' DE VERDURAS DE RAÍZ CON CREMA DE ALUBIAS

 20 minutos

 4 personas

Otoño/invierno

Me encantan los *röstis*, esos *pancakes* salados a base de patata. Para esta versión, he usado boniato, zanahoria y remolacha, para darle más sabor y más color.

Röstis vegetales

1 remolacha pequeña
1 boniato mediano
1 zanahoria mediana
2 huevos
¾ de cup u 80 g de copos de avena molidos
1 cucharada de aceite de oliva
una pizca de sal y pimienta recién molida

Crema de alubias

1 cup o 226 g de alubias cocidas
cáscara de 1 limón
zumo de 1 limón
sal y pimienta
1 cucharadita de dukkah *(ver página 100)*

berros o canónigos
½ aguacate

Sirve los röstis *con crema de alubias, un poco más de dukkah y una ensalada de canónigos o berros con el aguacate troceado.*

Para hacer la crema de alubias, pon todos los ingredientes en la batidora y licua hasta que quede cremosa. Si lo ves necesario, añade un poco de agua. Pon en un tarro hermético. Si te sobra, guarda en la nevera; se conservará durante unos 3 días.

Limpia bien las verduras y pela la remolacha. Ralla las verduras y quita el exceso de líquido que pueda haber.

En un bol, bate los huevos, añade las verduras ralladas, los copos de avena, la sal, la pimienta y el aceite de oliva.

Calienta una sartén antiadherente y vierte el aceite de oliva. Cuando esté caliente, incorpora 2 cucharadas de masa y aplasta ligeramente con una espátula. Cubre la sartén, cuece durante unos 3 minutos, dale la vuelta y vuelve a cocer unos minutos más. Repite el proceso hasta agotar la masa.

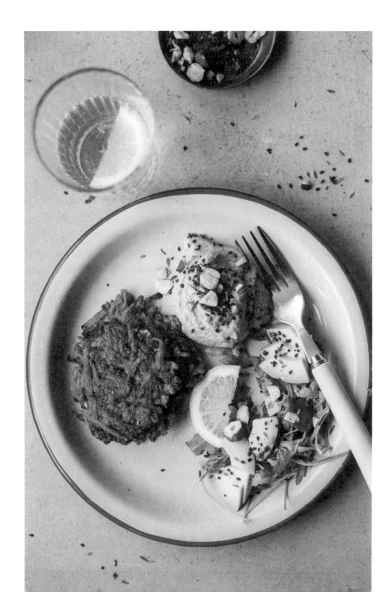

'FRITTERS' DE PUERROS Y ESPINACAS CON TZATZIKI

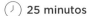 25 minutos

 4-6 personas

Otoño/invierno

Una de las recetas favoritas del blog son mis *fritters* de calabacín y menta, muy fresquita y fácil de hacer. Os propongo otra versión, quizá más de invierno, preparada con puerros y espinacas. Los *fritters* son opciones geniales para comidas o cenas rápidas, ya que con muy poco esfuerzo se incluyen verduras mezcladas con huevo y alguna harina, como la de garbanzo, por ejemplo, y tienes listos tus *pancakes* salados. Un truco que he aprendido es batir la clara a punto de nieve; no es imprescindible, pero tus *fritters* tendrán una textura mucho más esponjosa.

1 cucharada de aceite de oliva o aceite de coco
2 chalotas o 1 cebolla roja
una pizca de sal
½ cucharadita de curry en polvo
½ cucharadita de comino en polvo
3 puerros
100 g de espinacas
1 cup o 250 ml de ricota (o algún queso cremoso vegano)
2 huevos
1 cup o 100 g de harina de garbanzo
½ cup o 125 ml de leche vegetal tipo de avena o de arroz
pimienta
½ cucharadita de levadura

Para el tzatziki
1 cup o 250 ml de yogur orgánico sin endulzar (o labneh)
zumo de ½ limón
1 pepino rallado (quita el exceso de agua)
sal y pimienta

En una sartén, pon a calentar la mitad del aceite de oliva o de coco a fuego medio. Añade las chalotas picadas, la sal, el curry y el comino, y dora unos 2-3 minutos. Limpia bien las verduras. Incorpora los puerros cortados en rodajas y saltea unos 8-10 minutos a fuego medio, hasta que estén translúcidos. Añade las espinacas y prosigue la cocción durante unos 3 minutos más. Apaga el fuego y pon la mezcla en un bol. Deja enfriar.

Mientras, pon 1 huevo en un bol. Separa el otro, vertiendo la yema en el bol con el otro huevo, y monta la clara a punto de nieve. Añade al bol con el huevo y la clara la ricota, la harina de garbanzo, la leche vegetal y pimienta al gusto. Agrega la mezcla enfriada de puerro y espinaca. Mezcla. Calienta una sartén con el resto del aceite de coco y vierte 1-2 cucharadas de masa. Cuece durante 1-2 minutos, dale la vuelta cuando esté dorada y cuece 2 minutos más. En un bol, mezcla los ingredientes del tzatziki.

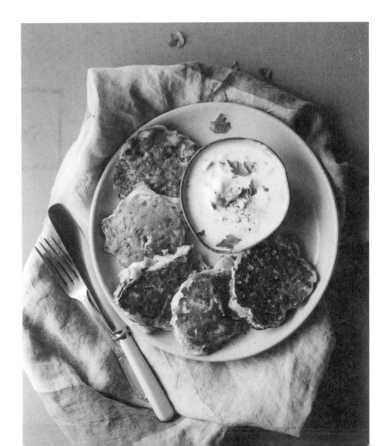

'KALEONARA'

🕐 **35 minutos**

👤 **4 personas**

◎ ❄

Otoño/invierno

Esta es mi versión verde de la famosa y clásica carbonara.

400 g de espagueti
4 yemas de huevo
40 cucharadas de pecorino rallado
pimienta
un puñado de champiñones
1 cucharada de mantequilla orgánica, ghee
   o aceite de oliva
2 dientes de ajo
1 chalota
sal y pimienta
3 cups de kale
albahaca fresca
sal y pimienta

Pon agua a hervir y cuece la pasta. Mientras tanto, en un bol, mezcla las yemas de los huevos con el pecorino y pimienta al gusto. Reserva.

En una sartén grande, a fuego medio, saltea los champiñones laminados durante unos 5 minutos, para que suelten el agua. Pasado este tiempo, añade la mantequilla y mezcla. Agrega los dientes de ajo machacados y la chalota picada. Cuece durante unos 2-3 minutos o hasta que la chalota esté translúcida. Retira los dientes de ajo. Incorpora el kale troceado fino, una pizca de sal y prosigue la cocción durante unos 3-4 minutos. Ponlo todo en un bol y reserva.

Cuando la pasta esté hecha, escúrrela (guarda 1 cup del agua). Añade la preparación de yemas de huevo al bol del kale y mezcla. Pon la pasta otra vez en la olla, incorpora la mezcla de champiñones, kale y huevo, y no pares de remover. Agrega poco a poco caldo de cocción y sigue mezclando. Con el fuego residual irá creándose una crema.

Sirve con más pimienta, pecorino y albahaca picada.

Prueba a sustituir las verduras por calabacín y guisantes en primavera y verano y espolvorea ralladura de limón al servir.

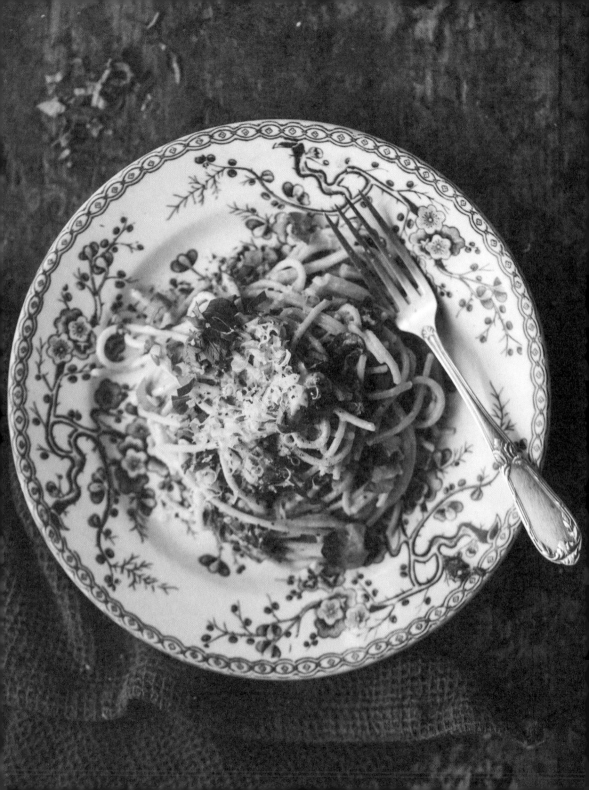

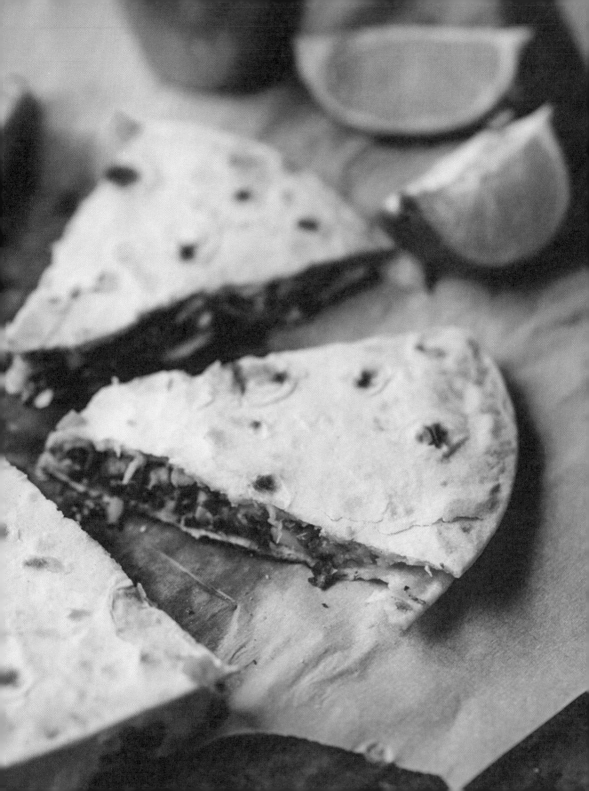

QUESADILLAS

🕐 **20-25 minutos**

 4 personas

Otoño/invierno

Ya no recuerdo la de veces que he preparado estas quesadillas en casa. La primera vez que las hice fue para aprovechar restos de frijoles negros que tenía en la nevera y dos boniatos un poco feúchos. El truco está en tener listos los rellenos en bols; así, a la hora de rellenar las quesadillas se hace en 5 minutos. A Elliot y a Lou les encanta cuando, además, añado alguna loncha de queso dentro.

Para las quesadillas

4 tortillas o tacos para quesadillas (puedes encontrar
    de espelta o bien de trigo sarraceno o maíz orgánico)
2 boniatos
200 g de frijoles negros cocidos
½ cucharadita de comino en polvo
sal y pimienta
1 aguacate (opcional)
zumo de lima
lonchas de queso suave
hojas de espinacas baby
aceite de coco

Pela los boniatos y córtalos en cubitos. Cuécelos en agua durante 15 minutos. Cuela y machaca en un bol con un tenedor. En otro bol, machaca los frijoles negros escurridos con un poco de comino, y en otro distinto, el aguacate. En una sartén grande, calienta 1 cucharada de aceite de coco a fuego medio. Coloca una tortita. Pon una capa de frijoles y alisa, otra de boniato y alisa,otra con un poco de aguacate y un poco de zumo de lima, otra capa de queso y otra con hojas de espinacas. Tapa con otra tortita encima, aprieta un poco y cocina por cada lado unos 3-4 minutos hasta que las quesadillas estén doradas y crujientes.

Para los adultos los suelo servir con un poco de kimchi, pero puedes usar kétchup casero.

'NOODLES' CON TOFU Y SALSA DE CACAHUETE

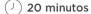 **20 minutos**

 4 personas

Todo el año
(puedes ir cambiando
de verdura)

Para presentar esta receta, primero tengo que hablaros de la salsa que la acompaña. Esta salsa de cacahuete está increíble y podéis utilizarla en otras recetas de ensaladas, fajitas o sándwiches. La idea era crear una ensalada parecida a la de col, tipo *slaw*, con las verduras ralladas o picadas finas, y servirlas con tofu y fideos de arroz.

Para la ensalada
2 zanahorias medianas
½ col morada
1 hinojo
1 calabacín
½ manzana

Salsa de mantequilla de cacahuete
⅓ de cup u 80 ml de mantequilla de cacahuete
1 cucharada de sirope de arce
zumo de ½ lima
1 cucharadita de tamari
una pizca de cayena (opcional)
¼-⅓ de cup o 60-80 ml de agua

Para servir
1 paquete de tofu ahumado
200 g de fideos de arroz
¼ de cup o 50 g de semillas de calabaza horneadas
   con tamari *(ver página 178, con semillas de girasol)*
albahaca
salsa de mantequilla de cacahuete

Para preparar la salsa, pon la mantequilla de cacahuete (los cacahuetes procesados con la sal), el sirope de arce, el zumo de lima, el tamari, la cayena y el agua en la batidora, y licua hasta obtener una textura lisa. Añade más agua si lo ves necesario.

Limpia las verduras y la manzana, y pásalas por el robot de cocina con la opción de rallador o bien rállalas a mano. Ponlas todas en un bol.

Pon agua a hervir y cuece los fideos según las instrucciones del paquete. Escurre y deja enfriar.

En un plato grande, pon una base de fideos y añade las verduras ralladas por encima. Ralla el tofu ahumado y agrega un poco de salsa de cacahuete. Decora con las semillas tostadas y albahaca picada. Mezcla todo y sirve.

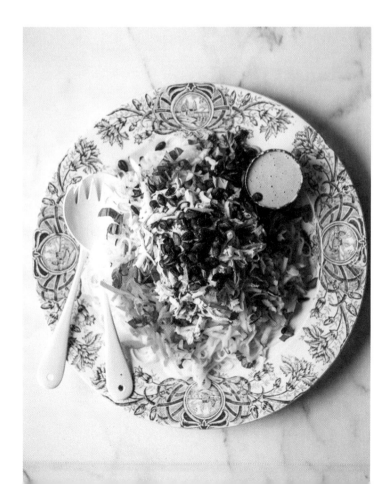

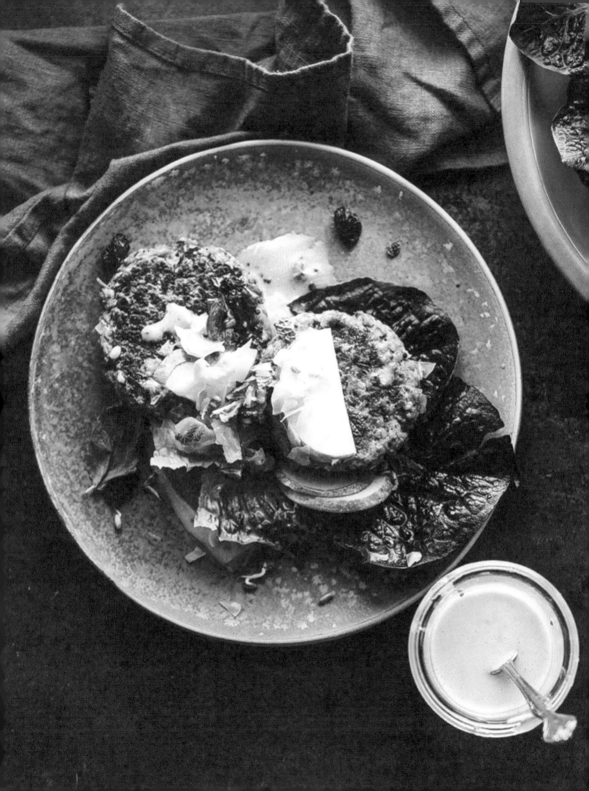

LA HAMBURGUESA VEGANA PERFECTA

🕐 15-20 minutos

8 hamburguesas

Todo el año

¡Conseguí la fórmula perfecta, sí!

1 ½ cups o 250 g de garbanzos cocidos
1 ½ cups o 150 g de copos de avena finos
1 cebolla
2 dientes de ajo
1 cup o 150 g de guisantes congelados o frescos
1-2 zanahorias
un puñado de espinacas
un poco de perejil o menta
1 cucharadita de curry en polvo
½ cucharadita de pimentón ahumado
un poco de jengibre rallado fresco
aceite de oliva

Para hacer las hamburguesas, pica la cebolla y los dientes de ajo. Pon a calentar un poco de aceite de oliva en una sartén a fuego medio y saltea la cebolla y los dientes de ajo durante unos minutos, hasta que estén dorados y translúcidos.

En un robot de cocina (o bien en un bol grande, a mano), dispón todos los ingredientes y procésalos durante unos segundos; es decir, queremos que se forme una masa más o menos homogénea, pero con trocitos y textura. Reserva la masa en la nevera durante unos 20 minutos.

Forma 8 hamburguesas con las manos. Si ves que quedan poco compactas, añade unos copos de avena.

Calienta una sartén antiadherente con un poco de aceite de oliva y pon unas hamburguesas. Cuécelas a fuego medio-alto durante unos minutos o hasta que estén doradas. Dales la vuelta y prosigue la cocción durante unos minutos más. Tapa para que se acaben de hacer por dentro, más o menos un minuto más.

Sirve con mayonesa ahumada (ver página 60), rodajas de aguacate y tomate, una hoja crujiente de lechuga o algún panecillo de calidad.

QUINOA RÁPIDA CON VERDURAS, PARMESANO Y SEMILLAS

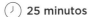 **25 minutos**

 4 personas

Verano/otoño

Esta cena o comida es perfecta para cuando tienes poco tiempo y para aprovechar quinoa ya lista en la nevera. La idea es saltear unas verduras y servirlas con quinoa, semillas con tamari, parmesano y 1 huevo.

Para la quinoa
1 cup o 200 g de quinoa
2 cups o 500 ml de agua
una pizca de sal

1 cucharada de aceite de oliva o de coco
1 cebolla roja
una pizca de sal
1 calabacín
1 berenjena
4 tomates
un puñado de espinacas baby

Para servir
4 huevos al plato
pipas de girasol con tamari
cáscara de limón
pimienta
parmesano

½ cup o 75 g de pipas de girasol
1 cucharadita de aceite de oliva
1-2 cucharaditas de tamari

Precalienta el horno a 160 °C. Prepara una bandeja con papel de hornear. Pon las semillas de girasol, añade el aceite de oliva y mezcla bien. Incorpora el tamari y vuelve a mezclar. Hornea unos 10-15 minutos.

En una olla, pon la quinoa con el agua y la sal. Cuando hierva, baja el fuego y calcula unos 12 minutos .

En una sartén tipo *wok*, pon a calentar un poco de aceite de oliva y añade la cebolla en rodajas finas y la sal. Dora unos minutos a fuego medio, hasta que la cebolla esté translúcida. Incorpora el calabacín y la berenjena cortados en rodajas. Dora unos 12-15 minutos a fuego medio. Puedes añadir un poco de agua si ves que pueden quemarse. Agrega los tomates y cuece 5 minutos más; al final, añade el puñado de espinacas baby, apaga el fuego, incorpora la ralladura de limón y pimienta. Sirve con la quinoa un huevo al plato y unas semillas con tamari y ralla por encima un poco de parmesano.

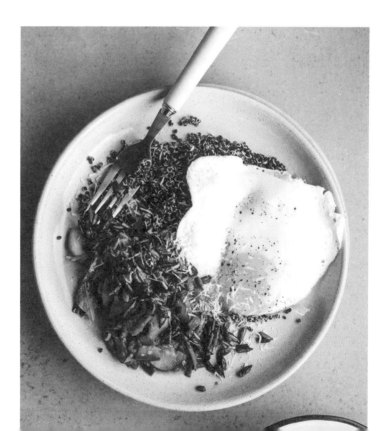

PURÉ DE COLIFLOR CON CHIPS DE KALE Y HUEVO

20 minutos

4 personas

Otoño/invierno

Creo que una de las claves para comer vegetariano y variado es encontrar formas diferentes de consumir verduras. ¿Sabías que puedes hacer un puré de coliflor cremoso y sabroso? La primera vez que lo probé fue en mi restaurante favorito, Xavier Pellicer, y, desde entonces, lo preparo en casa.

Aquí te propongo acompañarlo de un huevo poché, chips de kale y una de mis mezclas de especias favoritas, el za'atar.

Para el puré de coliflor
1 coliflor grande (o brócoli)
4 cucharadas de aceite de oliva
sal y pimienta
¼ de cucharadita de nuez moscada
3 cucharadas de parmesano rallado (opcional)

Para las chips de kale
5-6 hojas de kale
1 cucharada de aceite de oliva
una pizca de sal
zumo de ½ limón

Para el za'atar
4 cucharadas de semillas de sésamo
1 cucharadita de pimentón
2 cucharadas de tomillo seco
una pizca de sal

Sirve el puré de coliflor con unos chips de kale, huevo poché, parmesano rallado y za'atar.

Para preparar el za'atar, pon las semillas de sésamo en una sartén antiadherente y tuéstalas durante unos minutos, hasta que estén doradas. Ponlas en un bol y añade el resto de los ingredientes. Mezcla bien y guarda en un tarro hermético. Se conservará durante meses.

Precalienta el horno a 200 °C y prepara una bandeja con papel de hornear. Limpia la coliflor y desmenúzala. Pon agua a hervir en una olla grande. Cuando hierva, agrega la coliflor y cuécela durante 6 minutos. Escurre bien. Pon la coliflor en un robot de cocina con el resto de los ingredientes del puré. Licua bien hasta tener un puré liso.

Corta los tallos del kale y trocéalo con las manos. Pon el kale en un bol junto con el resto de los ingredientes. Mezcla bien y coloca las hojas sobre la bandeja. Hornea durante unos 12 minutos.

Pon agua a hervir en una olla pequeña. Cuando hierva, pon los huevos y calcula 6 minutos. Cuela.

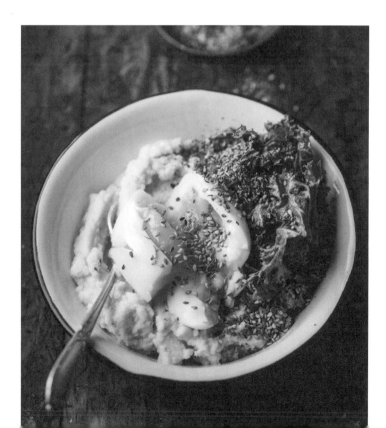

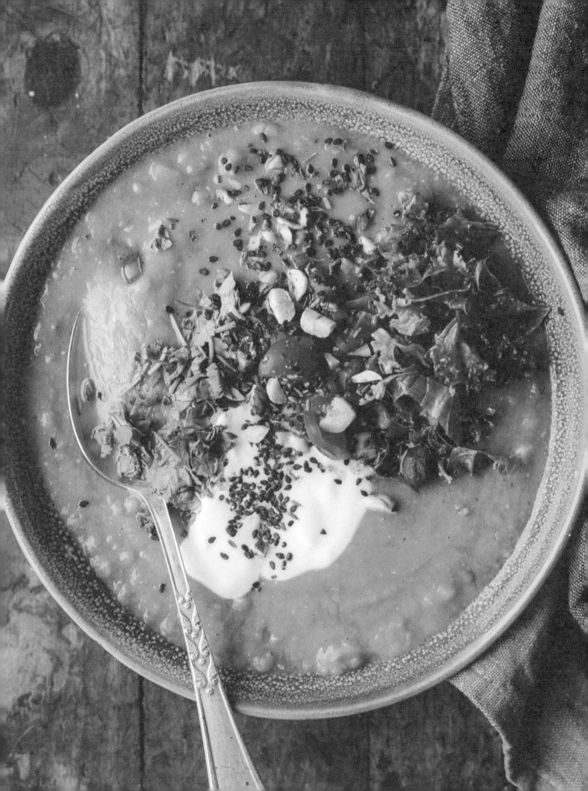

MENOS DE 30'

DHAL CON KALE, TOMATE Y DUKKAH

 20-25 minutos

 4 personas

Otoño/invierno

2 cucharadas de aceite de coco
1 cebolla
una pizca de sal
3 albaricoques
1 cucharada de cúrcuma en polvo
1 cucharadita de curry en polvo
1 cucharadita de jengibre en polvo
1 cucharadita de comino en polvo
3 dientes de ajo
1 boniato
½ calabaza pequeña
2 zanahorias
½ cup o 100 g de lentejas normales, secas
½ cup o 100 g de lentejas rojas, secas
5 cups o 1,5 l de caldo vegetal
sal y pimienta
cáscara de limón

Calienta el aceite de coco en una olla grande. Añade la cebolla picada con la sal, los albaricoques troceados y las especias. Dora unos minutos y agrega los dientes de ajo picados. Dora unos 2 minutos e incorpora las verduras picadas. Mezcla un poco y deja dorar 2 minutos más. Añade las lentejas, mezcla y agrega el caldo vegetal. Lleva a ebullición, baja el fuego y cuece, tapado, durante unos 20-25 minutos o hasta que las lentejas estén listas. Saca la mitad de la sopa y licua en la batidora hasta obtener una textura cremosa. Vuelve a poner en la olla y mezcla. Quita el tallo al kale, trocea las hojas y mézclalas con un poco de aceite de oliva. Añade la cáscara de limón y sirve.

Sirve el dhal con yogur, kale, dukkah y tomates. Añade un poco de cilantro picado.

CREMA DE PUERROS, BONIATO Y COCO

🕐 **25-30 minutos**

 4 personas

Otoño/invierno

Sirve la crema de puerros y boniatos caliente con el topping encima. Si te sobra topping, guárdalo en un táper o tarro de cristal en la nevera. Se conservará durante unos 3 días.

¡En invierno, yo viviría a base de cremas!

Para la crema

2 puerros medianos
2-3 zanahorias medianas
2 boniatos medianos
3 dientes de ajo
1-2 cucharadas de aceite de coco o de oliva
½ cucharadita de comino en polvo
1 cucharadita de cúrcuma en polvo
1 cucharadita de curry en polvo
4 cups o 1 l de caldo vegetal
1 lata de leche de coco de 400 ml

Para el *topping*

1 manzana
150 g de garbanzos cocidos y escurridos
¼ de cup o 35 g de semillas de calabaza
un puñado de coco en escamas
un poco de cilantro picado
aceite de oliva

Precalienta el horno a 190 °C. Limpia bien las verduras y corta en rodajas los puerros, las zanahorias y los boniatos. Sobre una bandeja con papel de hornear, pon las verduras y los dientes de ajo machacados. Añade el aceite de coco y las especias, y mezcla con las manos. Hornea durante unos 20-25 minutos. En una batidora, licua las verduras con el caldo vegetal y la leche de coco hasta que quede cremoso.

Tuesta en una sartén las semillas y las escamas de coco. Mezcla la manzana cortada en cubitos, los garbanzos, las semillas y el coco tostado con el cilantro y el aceite.

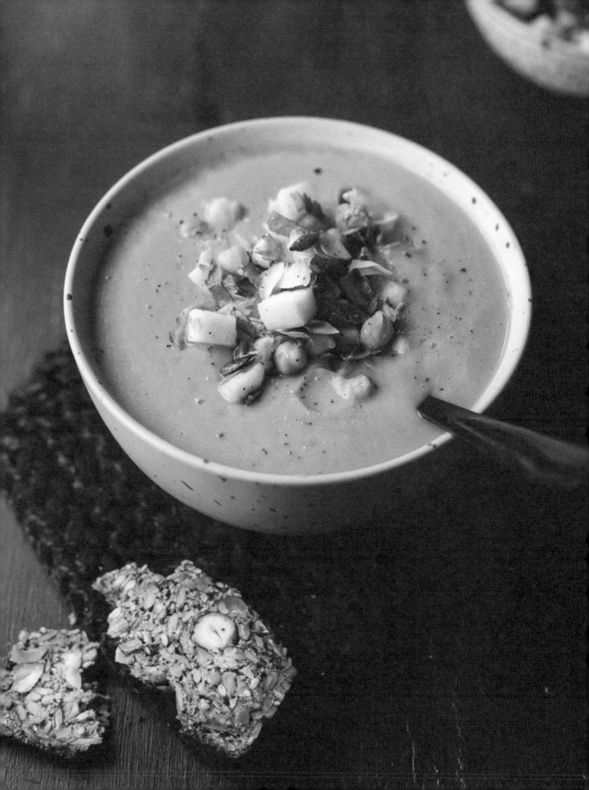

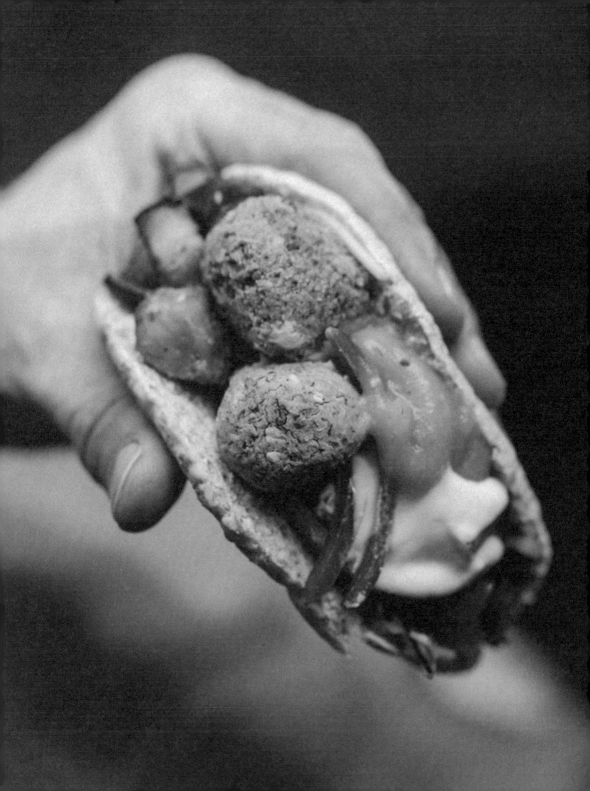

PITAS CON FALAFELS VERDES, COMPOTA DE MANZANA, BERENJENA ASADA Y ENCURTIDOS

 30 minutos

4 personas

Todo el año

Algunos de mis recuerdos de infancia incluyen ir a casa de mi tío, en el norte de Bélgica, y comerme unas pitas preparadas con muchas cosas, entre ellas compota de manzana. Por muy rara que te parezca esta combinación, es deliciosa. En este libro no podían faltar unos falafels, en este caso, verdes, como relleno para unas pitas (o no) y acompañados de lechuga, encurtidos, berenjena asada, tomate, compota de manzana y una salsa de yogur al curry. La mezcla de sabores es lo mejor que he preparado.

Falafels verdes

2 cups o 400 g de garbanzos cocidos

2 dientes de ajo

tres puñados de espinacas, acelgas o kale o una mezcla de los tres

un puñado pequeño de perejil

un puñado pequeño de menta

2-3 cucharadas de tahini

zumo de ½ limón

sal y pimienta

½ cucharadita de comino en polvo

3-4 cucharadas de harina de avena

Berenjena asada

1 berenjena
2 cucharadas de aceite de oliva
1 cucharadita de sirope de arce
1 diente de ajo
una pizca de sal ahumada

Salsa de yogur

½ cup o 125 ml de yogur orgánico sin endulzar
1 cucharadita de curry suave en polvo
pimienta

Precalienta el horno a 200 °C. Limpia la berenjena y córtala en cubitos. Ponla en un bol y añade el aceite de oliva, el sirope de arce, el ajo machacado y la sal. Mezcla y pon sobre una bandeja con papel de hornear. Hornea durante unos 25 minutos.

Escurre bien los garbanzos y pon el resto de los ingredientes de los falafels en un robot de cocina hasta obtener una masa compacta y homogénea. No proceses demasiado. Forma bolitas con las manos y coloca sobre una bandeja con papel de hornear. Hornea durante unos 25 minutos, dándoles la vuelta a mitad de cocción.

Corta el tomate en cubitos. Mezcla el yogur con curry en polvo y un poco de pimienta para preparar la salsa. Hornea o calienta unos minutos tu pan pita. Ábrelo un poco, pon una capa de hojas de lechuga, un poco de berenjena asada, tomate en cubitos, falafels, compota de manzana, cebolla encurtida y salsa de yogur.

Servir con:

- *compota de manzana* (ver página 75)
- *cebolla encurtida* (ver página 140)
- *2 tomates*
- *unas hojas de lechuga*
- *pan pita sin gluten, de espelta o, en su lugar, hojas de lechuga*

CHIPS DE TOFU Y JUDÍAS VERDES CON SALSA ROJA MÁGICA

 25 minutos

 4 personas

Primavera/verano

De pequeños, mi madre nos preparaba a mi hermano y a mí unos *oeufs à la coque* (huevos pasados por agua) con *soldaditos* (tiras de pan tostado). He querido recrear una versión con tofu y judías verdes bañados en una mezcla de sésamo y polenta, y horneados, todo ello acompañado de una maravillosa salsa de pimientos rojos y tomates secos.

1 paquete de tofu normal
600 g de judías verdes finas
4 huevos pasados por agua

1 cup o 250 ml de aquafaba (líquido de cocción
    de garbanzos cocidos)
zumo de ½ limón
½ cup o 75 g de semillas de sésamo crudas
½ cup u 80 g de sémola de maíz (para hacer polenta)
una pizca de sal

un puñado de rúcula
aceite de oliva
sal y pimienta
zumo de ½ limón

salsa de pimientos rojos y tomates secos

Sirve los chips de tofu y judías verdes con un poco de rúcula aliñada, salsa roja mágica y un huevo pasado por agua.

Para la salsa de pimientos rojos y tomates secos
2 pimientos rojos
un puñado de tomates secos
⅓ de cup o 50 g de almendras crudas
1 cucharada de aceite de oliva
2 cucharadas de semillas de cáñamo
⅓ de cup o 40 g de parmesano rallado
1 diente de ajo
zumo de ½ limón
sal y pimienta

Precalienta el horno a 200 °C y prepara dos bandejas con papel de hornear.

Limpia las judías verdes y quítales el tallo. Corta el tofu en tiras finas del mismo tamaño. Vierte el aquafaba en un bol con el zumo de limón y, en otro, mezcla las semillas de sésamo, la sémola de maíz y la sal.

Baña las judías verdes en el bol con aquafaba y luego en la mezcla de sésamo y polenta. Repite el proceso hasta agotar las judías y haz lo mismo con las tiras de tofu. Coloca las judías sobre una bandeja y el tofu en la otra, intentando dejar espacio entre las judías y entre las tiras de tofu. Hornea durante unos 20 minutos, intercambiando las bandejas a mitad de la cocción.

Mezcla la rúcula con un poco de aceite de oliva, el zumo de limón, sal y pimienta.

Para la salsa, hornea los pimientos rojos a 200 °C unos 25 minutos. Deja enfriar y retira la piel y las semillas de dentro. Ponlos en la batidora con el resto de los ingredientes y licua hasta tener una salsa cremosa y lisa. Prueba y rectifica a tu gusto. Guarda en un tarro hermético en la nevera. Se conservará durante 4-5 días.

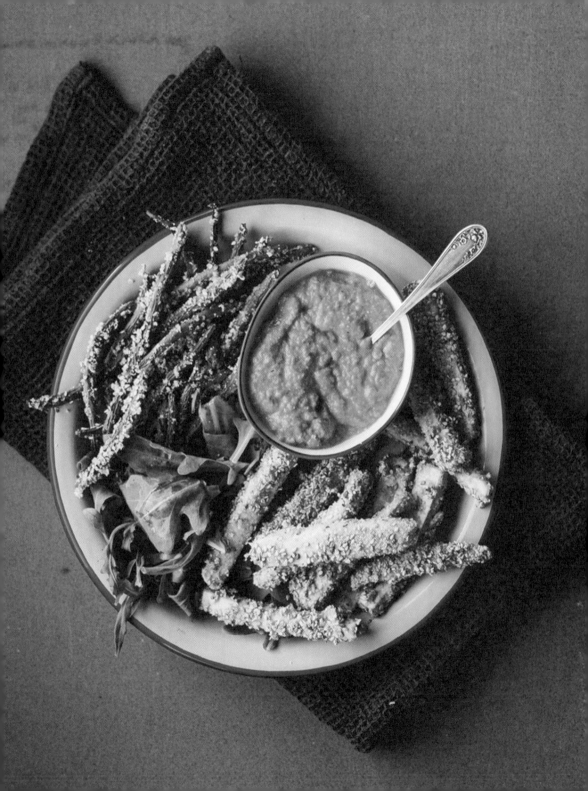

UN CURRY FÁCIL PARA TODOS LOS DÍAS

 20 minutos

4 personas

Todo el año

¡Tomaría curry todo el año!

1 cucharada de aceite de coco
1 chalota o ½ cebolla roja
1 cucharadita de jengibre rallado
2 cucharaditas de cúrcuma en polvo
1 cucharadita de curry en polvo
sal y pimienta
un puñado de pasas
400 ml de leche de coco
1 cup o 250 ml de caldo vegetal
1 cucharadita de mantequilla de cacahuete *(ver página 175)*
1 zanahoria
½ brócoli
un puñado de guisantes
un puñado de espinacas
1 cup o 200 g de garbanzos cocidos y escurridos
una pizca de sal y pimienta
zumo de lima o limón
albahaca picada (o cilantro)

En una olla grande calienta el aceite. Añade la chalota picada fina, la sal y las especias. Deja que se dore unos 2-3 minutos. Agrega un poco de leche de coco y mezcla. Añade las pasas y la mantequilla de cacahuete, y dora 1 minuto. Agrega las zanahorias cortadas en rodajas en diagonal y dora unos 2 minutos. Incorpora el resto de la leche de coco y el caldo vegetal. Deja que se cueza unos 5-7 minutos y añade el brócoli desmenuzado y los guisantes. Después de 4 minutos, agrega las espinacas picadas. Deja que se haga durante unos 2 minutos más y apaga el fuego. Incorpora los garbanzos, sal y pimienta al gusto, zumo de limón y albahaca picada.

Sirve con una porción de arroz y escamas de coco tostado o sésamo negro.

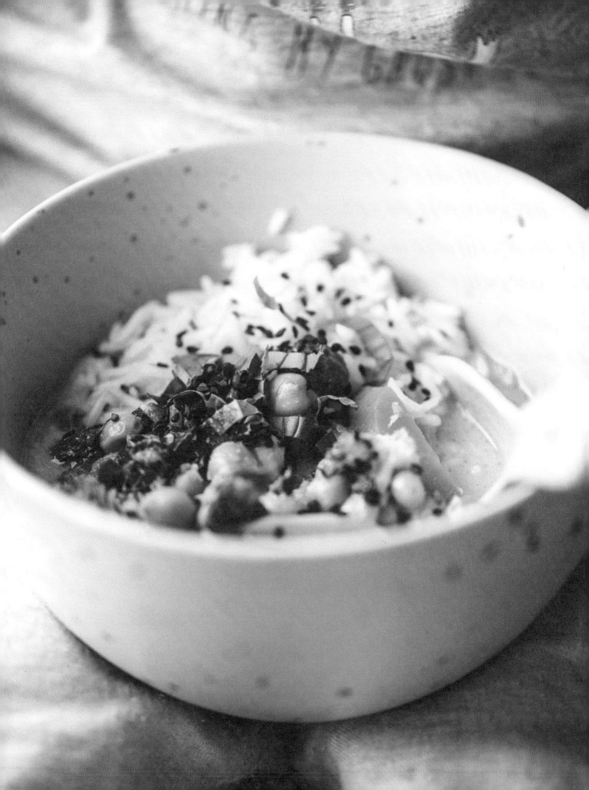

'SHASHUKA' AL HORNO CON MOZZARELLA

35 minutos

4 personas

Todo el año

Hace unos años descubrí el *shashuka*, una receta de origen magrebí. Se trata de un plato de despensa, ya que se prepara usando ingredientes básicos como pueden ser los huevos, los tomates, las especias o la cebolla, y yo hago mi versión con mozzarella y perejil.

1 cucharada de aceite de oliva o de coco
3 dientes de ajo
1 cebolla roja
1 cucharadita de comino en polvo
1 cucharadita de orégano seco
una pizca de sal
2 latas de 400 ml de tomates cherry en salsa o tomate
    troceado en salsa
un puñado de kale o espinacas
4 huevos orgánicos
1 bola de mozzarella (opcional, puedes sustituirla por
    labneh, queso feta, ricota o tofu sedoso, o bien omitirla)
perejil

Precalienta el horno a 170 °C. En una sartén apta para horno, calienta a fuego medio el aceite de oliva. Añade los dientes de ajo picados y dora unos minutos. Agrega la cebolla picada, el comino, el orégano y la sal, y dora unos 3-4 minutos a fuego medio o hasta que la cebolla esté translúcida. Incorpora las latas de tomate cherry, baja un poco el fuego y cuece durante unos 10 minutos. Añade el kale o las espinacas picadas y prosigue la cocción 5 minutos más. Yo suelo coger parte de la salsa y la licuo. Vuelve a poner la salsa en la sartén. Haz 4 huecos en la salsa y vierte con cuidado los huevos. Añade la mozzarella desmenuzada, repartiéndola por la sartén. Hornea durante unos 15 minutos. Agrega perejil picado.

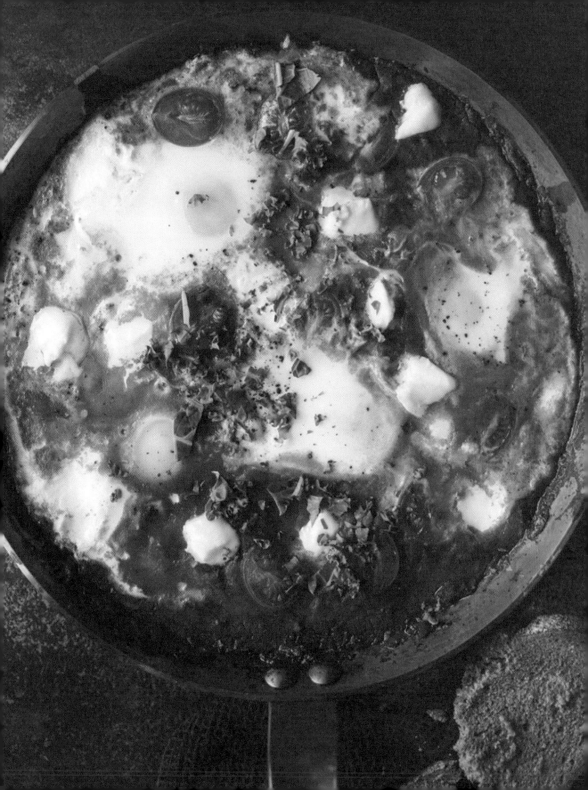

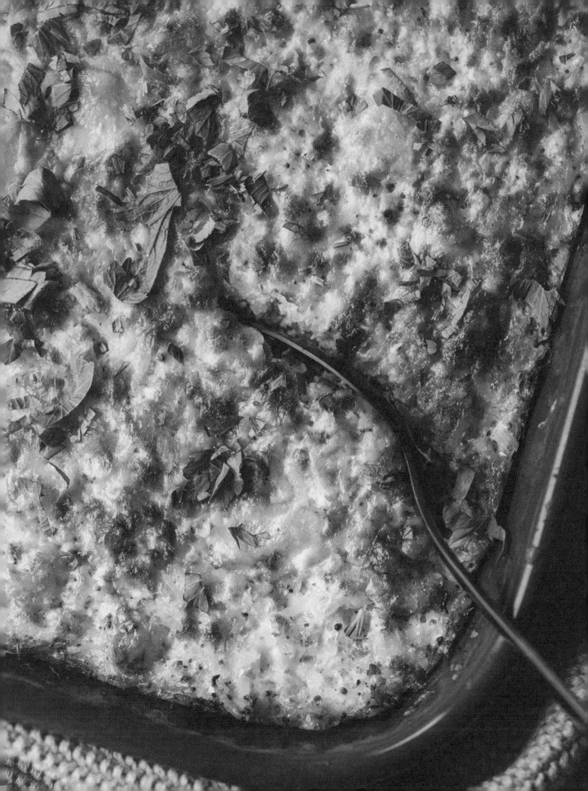

GRATINADO DE COLIFLOR Y BRÓCOLI

🕐 **30 minutos**

 4 personas

Otoño/invierno

Hay verduras que cuestan más que otras, y tengo que decir que Elliot y Lou no siempre se comen el brócoli y la coliflor —a menos que los añada en los batidos o cremas—; en general, apartan estas verduras del plato. Por eso, un buen truco es preparar un gratín de cuscús con coliflor y brócoli, aprovechando restos de arroz o pasta ya cocidos.

½ coliflor mediana
½ brócoli mediano
1 cebolla mediana
1 diente de ajo
½ cup o 125 ml de leche vegetal de avena o de arroz
1 cup o 250 ml de ricota (puedes sustituirlo por yogur)
2 huevos orgánicos
½ cucharadita de nuez moscada en polvo
sal y pimienta recién molida
100 g de queso tipo emmental
2 cups o 400 g de arroz cocido
queso parmesano o tipo emmental

Precalienta el horno a 200 °C. Limpia el brócoli y la coliflor, desmenúzalos y ponlos en el robot de cocina hasta obtener una textura tipo cuscús. Añade la cebolla y el diente de ajo. Vuelve a picar unos segundos. En un bol, bate la leche vegetal con la ricota, los huevos, la nuez moscada, la pimienta y la sal. Añade el cuscús de coliflor y brócoli. Mezcla. Agrega el arroz. Prepara un molde o una sartén aptos para horno, untándolo con un poco de aceite de oliva. Vierte la masa y ralla queso por encima generosamente. Hornea durante unos 20 minutos y luego gratina subiendo la temperatura del grill durante 6-8 minutos, hasta que quede dorado. Sirve con una buena ensalada verde.

Puedes hacer una versión con berenjenas asadas, tomate y cebolla.

TABULÉ DE FRIJOL MUNGO CON BERENJENA Y FETA ASADOS

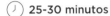 25-30 minutos

 4 personas

 Verano

En esta receta, he sustituido el cereal por una legumbre.

1 cup o 200 g de frijol mungo
3 cups o 750 ml de agua
1 berenjena
una pizca de sal y pimienta
100 g de queso feta
2 tomates
1 pepino
2 cucharadas de semillas de cáñamo
6-7 fresas
un puñado de pasas
un puñado de menta
un puñado de perejil
4 cucharadas de aceite de oliva
zumo de ½ limón

Precalienta el horno a 180 °C y prepara una bandeja con papel de hornear. Pon los frijoles en agua en una olla, lleva a ebullición y baja el fuego. Tapa y cuece durante unos 20 minutos o hasta que estén hechos, al dente. Cuela y reserva.

Limpia la berenjena y córtala en daditos. Mezcla con el aceite, la sal y la pimienta y agrega el queso feta. Coloca sobre la bandeja y hornea durante 20 minutos. Corta los tomates y el pepino en cubitos. En un bol, pon los frijoles, la berenjena asada con el queso feta, los tomates, el pepino, las pasas, las semillas de cáñamo y las fresas, y añade la menta y el perejil picados. Mezcla todo con el aceite y el zumo de limón.

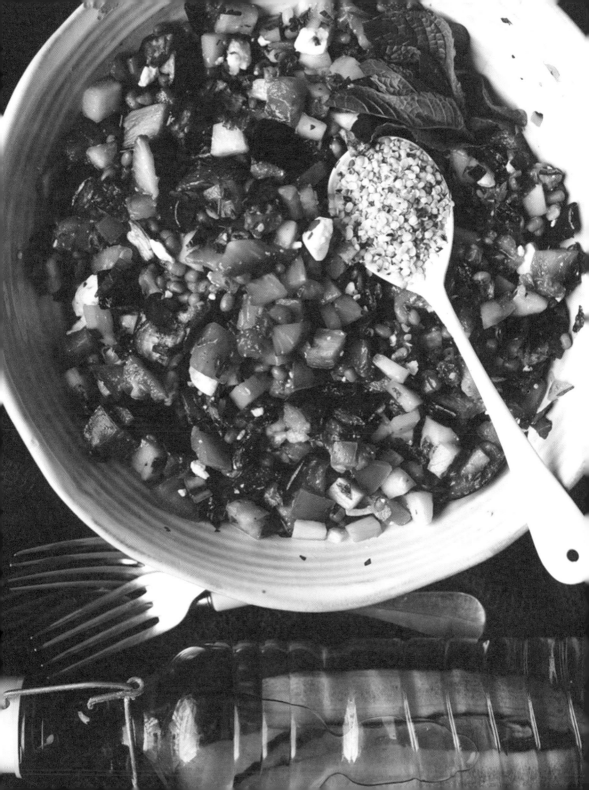

PASTA DE LEGUMBRE CON VERDURAS ASADAS, QUESO FETA Y ALBAHACA

🕐 **30 minutos**

👤 **4 personas**

Todo el año

Sí o sí, casi todo el año preparo una bandeja enorme de verduras de temporada al horno. Es fácil de elaborar, es superversátil y les gusta a todos.

500 g de pasta de lenteja roja o de garbanzos (o bien otra sin gluten o de tu elección)
1-2 calabacines
½ calabaza tipo Butternut
1 berenjena
1 cebolla
un puñado grande de tomates cherry
1 cucharadita de orégano
una pizca de sal y pimienta
aceite de oliva
cáscara de ½ limón
100 g de queso feta
un puñado de albahaca

Precalienta el horno a 190 °C. Limpia las verduras. Prepara 1 o 2 bandejas con papel. Pela la calabaza. Corta las verduras en cubitos y los tomates en mitades. Ponlo todo en un bol y añade el orégano, la sal y la pimienta. Mezcla bien y coloca las verduras sobre las bandejas de hornear, intentando que no estén demasiado apretadas. Hornea durante unos 25 minutos. Pon agua en una olla grande y, cuando hierva, cuece la pasta. Cuela y pon la pasta en un bol. Incorpora un poco de aceite de oliva, las verduras, la albahaca y la cáscara de limón. Mezcla bien. Añade el queso feta y vuelve a mezclar.

Puedes tener ya hechas las verduras por adelantado. Se conservan en la nevera unos 4 días en un tarro hermético.

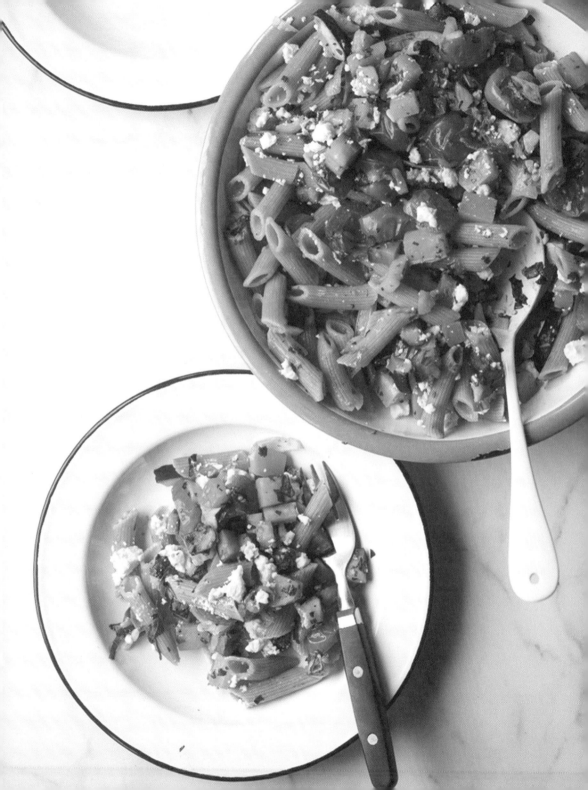

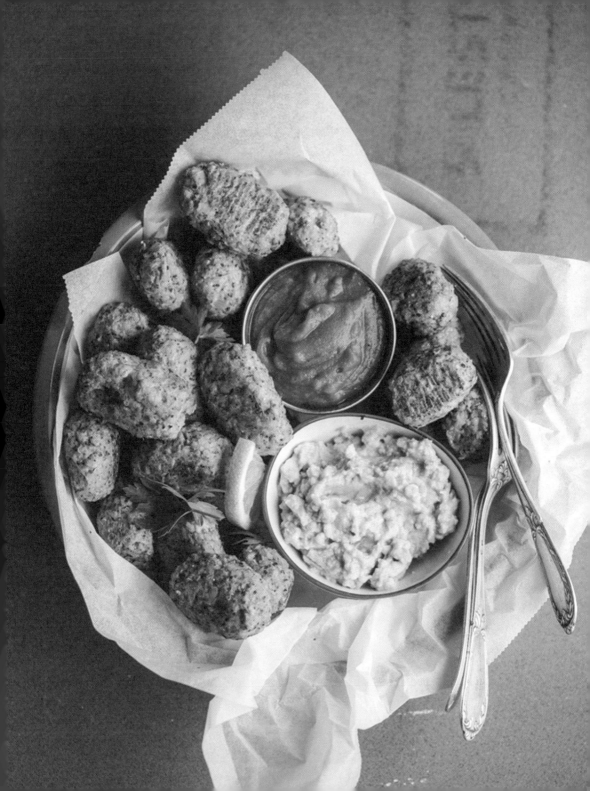

'NUGGETS' DE BRÓCOLI Y BONIATO CON DOS DIPS

🕐 **30 minutos**

🧍 **4 personas**

Otoño/invierno

Esta receta no podía faltar en el libro, ya que los famosos *nuggets* de brócoli y boniato son un clásico del blog. Son perfectos para los más peques y los he acompañado de un kétchup casero y un guacamole rápido. También he perfeccionado la forma de los *nuggets* para hacerlos más fáciles de comer con las manos y mejorar su textura.

2 boniatos medianos
1 brócoli grande (necesitamos 2 cups o 500 ml de brócoli cocido)
2 huevos orgánicos
1 cup o 100 g de queso rallado tipo fontina o algún queso duro de cabra (sustitúyelo por algún queso vegano si quieres)
una pizca de sal y pimienta
2 cucharadas de parmesano rallado
1 cup o 185 g de quinoa cocida
½ cup o 50 g de copos de avena

Precalienta el horno a 200 °C y prepara una bandeja con papel de hornear. Pela los boniatos y córtalos en trozos. Pon a hervir agua en una olla y cuece los boniatos unos 15 minutos o hasta que estén listos. Cuélalos y machácalos con un tenedor o similar, hasta obtener un puré, y deja enfriar.

Pon una olla con agua a hervir, limpia el brócoli y córtalo en trozos. Cuécelo durante unos 6 minutos. Cuela y deja enfriar. Pásalo por el robot de cocina unos minutos para hacerlo tipo puré, pero no demasiado, ya que queremos trocitos. En un bol grande, mezcla el brócoli, el puré de boniato, los quesos rallados, los huevos, la quinoa, los copos

Puedes tener ya preparada la masa de los nuggets *en la nevera. Se conservará durante 2-3 días.*

Una opción es cambiar los boniatos por calabaza.

de avena, la sal y la pimienta. Mezcla bien y forma bolitas alargadas tipo *nuggets*. Ponlos sobre una bandeja de hornear y hornea durante unos 20 minutos, dales la vuelta e introdúcelo de nuevo durante unos 15 minutos más.

Sirve con kétchup y guacamole.

Para el kétchup casero

5 tomates asados
1 cucharada de aceite oliva
una pizca de sal
1 cucharadita de tamari
4 orejones
1 diente de ajo negro (opcional)
zumo de ½ limón

Limpia los tomates y córtalos en mitades. Ponlos sobre una bandeja con papel de hornear, añade el aceite de oliva y la sal. Mezcla y hornea a 180 °C durante unos 15-20 minutos. Agrégalos a la batidora con el resto de los ingredientes y licua hasta obtener una salsa lisa. Prueba y rectifica a tu gusto. Pon el kétchup en un tarro hermético; dura unos 5 días en la nevera.

Para el guacamole rápido

2 aguacates
zumo de 1 limón o lima
1 cucharada de aceite de oliva
una pizca de sal y pimienta
un poco de cilantro picado

En un bol, vacía los aguacates, machácalos y mézclalos con el resto de los ingredientes. Prueba y rectifica a tu gusto.

ALBÓNDIGAS VEGETARIANAS CON PURÉ DE BONIATO Y SALSA TIPO HOLANDESA

🕐 **15 minutos
+ horneado**

20 albóndigas

Otoño/invierno

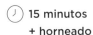

Puedes sustituir el parmesano por tofu picado.

Sirve las albóndigas con un poco de puré, un poco de salsa y perejil picado.

También puedes servir con fideos de calabacín y una salsa de tomate casera.

Estas albóndigas son una de mis recetas estrella.

Para las albóndigas

2 cups o 150 g de lentejas cocidas

2 dientes de ajo

1 cebolla

1 cucharadita de tomillo seco

2 tallos de apio

2 zanahorias

6 champiñones

unas hojas de espinacas

1 cup o 100 g de copos de avena

½ cup o 75 g de nueces

½ cup o 50 g de parmesano rallado

3 huevos orgánicos

1 cucharada de aceite de oliva

sal y pimienta

En un wok, calienta el aceite y dora los dientes de ajo picados y la cebolla troceada a fuego medio, sin que se quemen. Añade el tomillo, el apio y las zanahorias troceados. Dora unos 5 minutos. Agrega los champiñones cortados en cuartos y saltea unos 8 minutos más. Incorpora un poco de agua si ves que se quema. En un robot de cocina o batidora pica las verduras y añade el resto de los ingredientes. Procesa durante unos segundos para obtener una textura con grumitos. Guarda en la nevera unos 30 minutos.

Forma bolitas y colócalas sobre una bandeja con papel de hornear. Puedes congelarlas, guardarlas en nevera para el día siguiente o bien hornearlas durante unos 30 minutos a 180 °C, dándoles la vuelta pasados 20 minutos, y guardarlas en la nevera ya hechas. Una vez cocidas, duran 3 días en la nevera.

Para el puré de boniato

1 cebolla
1 cucharada de aceite de oliva
2 boniatos medianos
2 cups o 500 ml de caldo vegetal
100 ml de leche de avena

Dora unos 2 minutos a fuego medio la cebolla picada en el aceite de oliva. Añade el boniato cortado en cubitos. Dora unos 20 minutos y agrega el caldo vegetal. Procésalo todo en la batidora con un poco de leche de avena. Empieza con poco y ve añadiendo hasta obtener la textura deseada. Prueba y rectifica a tu gusto.

Para la salsa

2 chalotas
1 cup o 150 g de anacardos activados remojados en agua
    durante 8 horas
sal y pimienta
2 cucharaditas de vinagre de manzana
1 cucharadita de mostaza
½ cup o 125 ml de agua
1 cucharada de aceite de oliva
un puñadito de perejil picado (opcional)

Cuela los anacardos y pásalos por agua limpia. Saltea unos minutos las chalotas picadas en el aceite de oliva a fuego medio, hasta que estén ligeramente caramelizadas. Pasados 4-5 minutos, apaga el fuego y deja enfriar. Pon todos los ingredientes en la batidora y licua hasta tener una textura cremosa. Guarda en un tarro hermético en la nevera; se conservará durante unos 3 días.

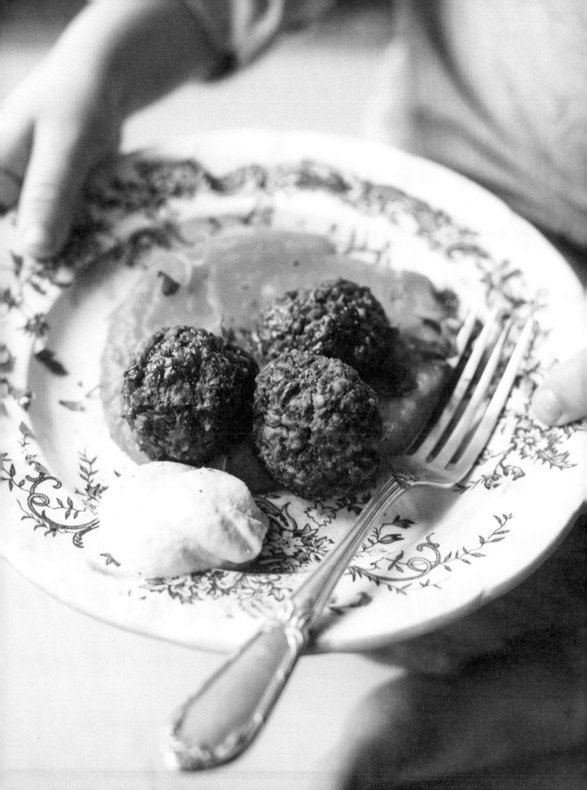

CREMA DE TOMATES ASADOS CON ALBÓNDIGAS

 40 minutos

 4 personas

Verano/otoño

Prueba en invierno a preparar la crema con calabaza horneada y a servirla con las albóndigas.

Mi versión de uno de mis platos favoritos; *merci, maman!*

Para la crema de tomates asados

10-12 tomates medianos
1 cebolla roja
2 cucharadas de aceite de oliva
un poco de perejil picado
½ cucharadita de sal
pimienta
1 cucharadita de orégano o tomillo

Para las albóndigas de alubias y arroz

⅓ de cup o 33 g de copos de avena
1 diente de ajo
½ cebolla roja pequeña
una pizca de sal
perejil
dos puñados de champiñones
1 ½ cup o 250 g de arroz cocido
½ cup o 130 g de alubias blancas cocidas
1 huevo orgánico
pimienta
aceite de oliva

Precalienta el horno a 200 °C y prepara una bandeja con papel de hornear. Limpia los tomates y la cebolla y córtalos en gajos. Ponlos sobre la bandeja, añade el aceite de oliva, el perejil picado, la sal, pimienta y el orégano. Mezcla bien con las manos y hornea durante unos 30 minutos. Licua todo en la batidora.

Mientras, prepara las albóndigas. Procesa los copos de avena hasta tener una textura tipo harina. Añade el diente de ajo, la cebolla, la sal y el perejil, y procesa durante unos segundos. Limpia los champiñones y córtalos en cuartos. Pon a calentar una sartén antiadherente con aceite de oliva y saltea los champiñones durante unos 10 minutos. En un robot de cocina, pon los champiñones enfriados, el arroz, las alubias, el huevo y un toque de pimienta. Procesa, pero tampoco demasiado. Con las manos, forma albóndigas del tamaño de pelotas de golf. Colócalas sobre una bandeja con papel de hornear. Hornéalas durante unos 20 minutos o hasta que estén doradas. Sirve la crema de tomates asados con albóndigas y más perejil picado por encima.

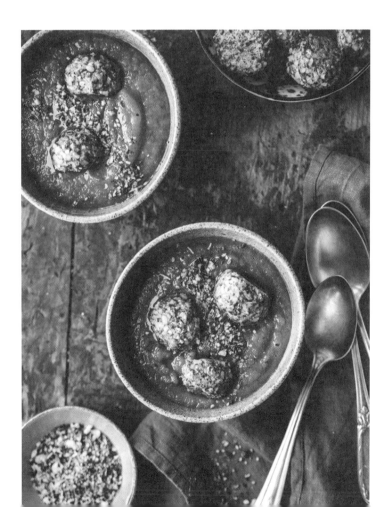

BONIATO RELLENO DE PILAF DE QUINOA CON ACELGAS Y TOMATES SECOS

 45 minutos

 4 personas

Otoño/invierno

¡Aprovecha el boniato en otoño e invierno!

2-4 boniatos medianos
1 cup o 200 g de lentejas tipo pardinas secas
1 cup o 200 g de quinoa seca
4 cups o 1 l de caldo vegetal
un puñado de acelgas
un puñado de albahaca
un puñado de tomates secos o semisecos
1-2 cucharadas de aceite de oliva
80-100 g de queso feta (opcional)
zumo de 1 limón
cáscara de limón
sal y pimienta
un puñado de almendras tostadas troceadas

Precalienta el horno a 200 °C. Limpia bien los boniatos. Haz una incisión a lo largo. Ponlos bocarriba sobre una bandeja con papel de hornear. Hornea durante unos 40 minutos o hasta que estén tiernos. Pon las lentejas con el caldo en una olla grande a fuego medio. Cuando hierva, baja el fuego y déjalas 15 minutos. Añade la quinoa a la olla, tapa y calcula unos 15 minutos más. Apaga, remueve con un tenedor y reserva. Mientras, pica las acelgas y la albahaca bien finas. Agrégalas a la quinoa ya enfriada, con los tomates secos troceados y el queso feta desmenuzado. Adereza con el aceite de oliva, la cáscara de limón, sal y pimienta. Añade las almendras tostadas, mezcla bien y rellena los boniatos.

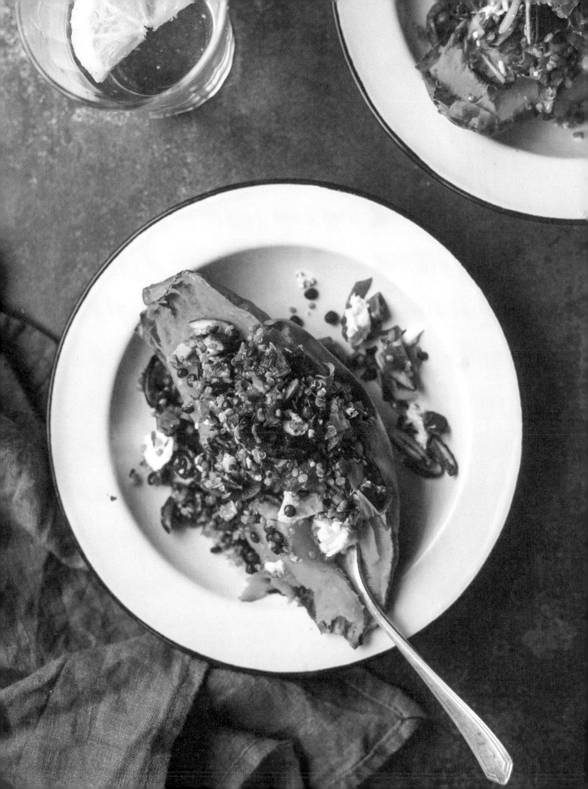

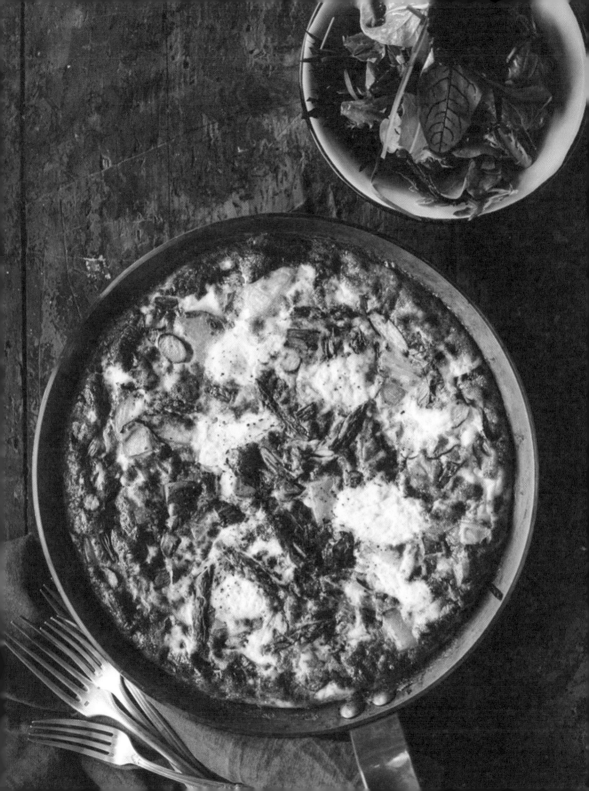

'FRITATTA'

🕐 35-40 minutos

🧍 4 personas

Todo el año

Si te sobra fritatta, *refrigérala en un táper. Se conserva en la nevera durante 2 días.*

Algunas combinaciones:

- *verduras asadas, kale y queso feta*
- *tomates cherry, pesto, tiras de calabacín, queso de cabra, berros*
- *zanahoria rallada, espinacas, resto de pasta y parmesano*

Las *fritattas* son una forma superfácil y rápida de incorporar verduras en un plato, y que Elliot y Lou las disfruten. Lo mejor es que puedes adaptarlas a lo que tengas en la nevera, usar alguna verdura que esté ya un poco pocha o emplear restos de verduras asadas.

La base
Para 6 huevos es ¼ de cup o 60 ml de líquido (leche vegetal, nata orgánica, algún queso más cremoso tipo ricota o una combinación de ambos)
Para 8 o 12 huevos es ½ cup o 125 ml de líquido

8 huevos
sal y pimienta
½ cup o 125 ml de ricota o leche vegetal
1 cebolla roja
3 patatas pequeñas tipo nouvelles
4-5 espárragos
albahaca
aceite de coco

Precalienta el horno a 190 °C. Bate los huevos en un bol y salpiméntalos. Añade la ricota, un poco de albahaca picada y mezcla bien. Limpia bien las patatas y los espárragos. Pela la cebolla y pícala fina. Corta las patatas en cubitos y los espárragos en rodajas finas, guardando las puntas. En una sartén apta para horno pon un poco de aceite de coco y dora la cebolla durante unos minutos. Añade las patatas y dora unos 2 minutos, sin que se quemen. Incorpora los espárragos y saltea durante unos 5 minutos. Añade la mezcla de los huevos y remueve un poco. Agrega un poco de ricota y albahaca por encima. Apaga el fuego y pon la sartén en el horno. Hornea durante unos 20-30 minutos o hasta que veas que esté dorada.

'WATERZOOI'

 40 minutos

 4 personas

Otoño/invierno

El *waterzooi* es un plato típico belga.

1 cucharada de aceite de oliva
2 chalotas
3 puerros
3 tallos de apio
2 zanahorias
una pizca de sal
1 paquete de tofu ahumado
2 dientes de ajo
1 cm de jengibre pelado rallado
½ cucharadita de cúrcuma en polvo
pimienta
6 cups o 1,5 l de caldo de verduras
200 g de pasta pequeña para caldos

Para servir
1 cucharadita de tamari
un poco de crema de avena o nata orgánica
un poco de perejil picado
chucrut *(ver página 113)*

En una olla grande, calienta a fuego medio el aceite. Añade las chalotas picadas finas y dora unos 2-3 minutos. Agrega las zanahorias, los puerros y los apios cortados en rodajas finas. Incorpora la sal y el tofu rallado con la parte más firme del rallador. Cuece durante unos 20 minutos a fuego medio, sin que se queme. Remueve de vez en cuando. Añade un poco de agua, si es necesario. Agrega los dientes de ajo picados, el jengibre, la cúrcuma y el caldo de verduras. Prosigue la cocción durante unos 20 minutos más y añade la pasta. Cuécela durante otros 3-5 minutos y sirve con un poco de crema de avena, tamari y perejil picado, y un poco de chucrut por encima.

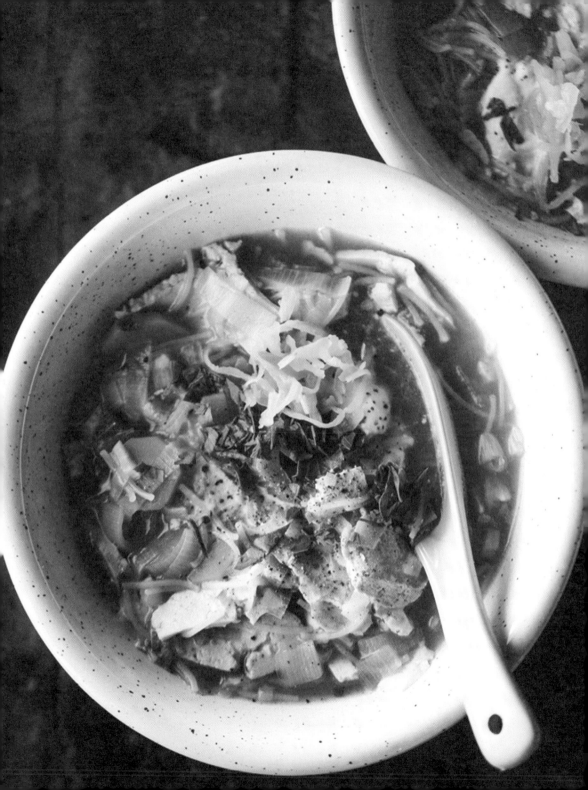

'HACHIS PARMENTIER'

45 minutos

4 personas

Otoño/invierno

El plato estrella que nos hacía mi madre a mi hermano y a mí era el *hachis parmentier*. Se prepara por capas: tienes una capa de carne picada, otra de acelgas y otra de puré de patata casero. Mi madre es la reina de este plato tan reconfortante. Te propongo una versión vegetariana en la que se sustituye la carne por remolacha y champiñones, y se hace el puré con apionabo. No sé qué versión prefiero...

Para el relleno
2 cucharadas de aceite de coco
3 dientes de ajo
1 cebolla
un poco de tomillo y romero secos
un puñado grande de champiñones
2 remolachas medianas
1 cup o 75 g de lentejas pequeñas del tipo Du Puy
   o pardinas cocidas
1 cucharada de tamari
un chorrito de vinagre balsámico
1 cup o 250 ml de salsa de tomate
sal y pimienta

Para el puré de apionabo
1 apionabo grande (puedes sustituirlo por patatas si quieres)
3 patatas medianas
½ diente de ajo
1 ½ cucharadas de aceite de oliva
¼ de cup o 60 ml de leche de coco sin endulzar
sal y pimienta

acelgas o espinacas frescas

Precalienta el horno a 180 °C. Prepara el relleno. Dora en una olla mediana los dientes de ajo laminados. Añade la cebolla troceada. Dora unos minutos y agrega el tomillo y el romero. Si es necesario, incorpora agua para evitar que se quemen. Añade los champiñones y dora 7 minutos. Incorpora las remolachas en trocitos pequeños y dora 2-5 minutos. Agrega las lentejas, el tamari, el vinagre balsámico, el agua, el tomate, sal y pimienta. Deja que se cueza durante unos 20 minutos o hasta que las remolachas estén hechas.

Prepara el puré. Pela y corta en trocitos el apionabo y las patatas. Cuécelos en agua durante 15-20 minutos. Escúrrelos y ponlos en un robot de cocina. Añade el ajo, el aceite de oliva, la leche de coco, sal y pimienta. Procesa hasta obtener una textura tipo puré.

Rellena un molde para horno mediano con la preparación de remolacha; dispón encima una capa de acelgas o espinacas picadas, y cubre generosamente con el puré de apionabo. Vierte un chorrito de aceite de oliva, sal y un poco de tomillo. Hornea durante 10 minutos y gratina 8 minutos más.

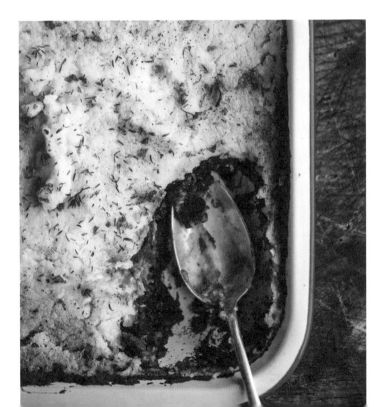

LASAÑA DE CHAMPIÑONES, ESPINACAS Y MOZZARELLA

 45 minutos

 4 personas

Otoño/invierno

Lo bueno de esta lasaña es que solo ensuciarás un plato, y eso se agradece. Para elaborarla, uso una sartén de hierro fundido apta para horno y la sirvo directamente en ella. Te propongo una bechamel sin gluten que mezclaremos con mozzarella, champiñones salteados y espinacas. Lo que se llama *comfort food*.

3 cups o 225 g de champiñones
2 cups o 500 g de espinacas frescas
1 cebolla
1 diente de ajo
2 cucharadas de aceite de oliva
8 hojas de lasaña sin gluten
tomillo
1 cup o 100 g de parmesano rallado
1 bola de mozzarella

Para la bechamel
Sal y pimienta
¼ de cup o 35 g de harina de arroz
¼ de cup o 50 g de mantequilla orgánica
2 cups o 500 ml de leche vegetal sin endulzar
⅔ de cup o 100 g de parmesano

Precalienta el horno a 180 °C. Prepara la bechamel, mezcla con una cuchara de madera en una olla a fuego medio la mantequilla y la harina. Vierte la leche poco a poco, sin parar de remover, y deja espesar a fuego medio-bajo durante

7 minutos. Añade el parmesano, sal y pimienta, y prosigue la cocción hasta que obtengas una textura más firme, tipo bechamel. Apaga el fuego y reserva.

Limpia los champiñones y córtalos en rodajas finas. Limpia las espinacas. Pela la cebolla y el diente de ajo, y trocéalos. En una sartén apta para horno con el aceite de oliva, dora la cebolla y el ajo, añade los champiñones y tomillo. Dora unos 8 minutos a fuego medio-alto. Incorpora las espinacas y cuece todo 3 minutos más. Salpimienta.

Retira ⅔ partes de la preparación y vierte un poco de bechamel por encima de la sartén, agrega un poco de mozzarella, 2 hojas de lasaña, vuelve a poner una capa de la mezcla de champiñones y espinacas, y repite todo el proceso hasta acabar con las hojas de lasaña, una capa de bechamel y el parmesano rallado por encima. Hornea durante unos 25-30 minutos. Puedes gratinar unos 2 minutos.

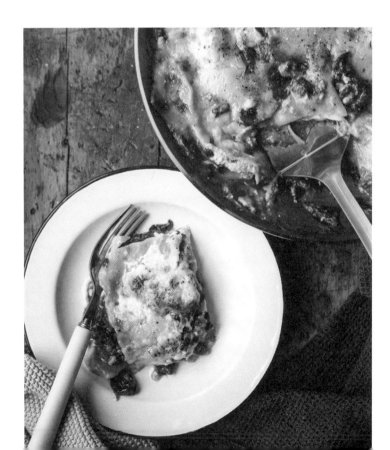

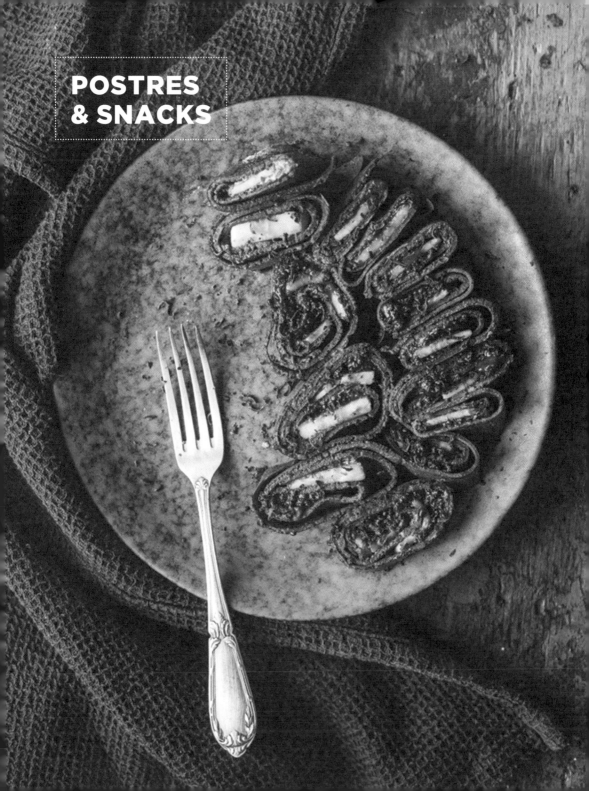

'ROLLS'
DE CREPES DULCES

6 minutos

2 personas

Todo el año

Normalmente, los fines de semana preparo para desayunar crepes con fruta y mantequilla de algún fruto seco. A veces, cuando me sobra alguna crepe ya hecha, preparo estos *rolls*. Son supervistosos, fáciles de coger y puedes rellenarlos de plátano, mermelada de chía y frutos rojos, por ejemplo. La idea principal es superponer ligeramente unas crepes sobre otras para poder enrollarlas con más facilidad.

3-4 crepes *(ver página 66)*
1-2 cucharadas de mermelada de chía, frutos rojos
    y remolacha *(ver página 81)*
1-2 cucharadas de mantequilla de avellanas *(ver página 86)*
1-2 plátanos
chocolate negro

Sobre una superficie plana de trabajo, pon una crepe, coloca otra sobre ⅓ de la crepe y repite con otra más. Rellena con un poco de mermelada de chía, frutos rojos y remolacha, un poco de mantequilla de avellanas, rodajas de plátano y chocolate negro rallado. Enrolla y corta en rodajas.

MELOCOTONES POCHADOS CON YOGUR DE TAHINI Y CRUJIENTE DE SÉSAMO

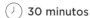 **30 minutos**

 3 personas

 Verano

Por muy sencillo que parezca, me encanta mezclar el yogur cremoso con un poco de tahini y añadir semillas y fruta caramelizada.

1 cup o 250 ml de yogur orgánico cremoso sin endulzar
2-3 cucharadas de tahini
semillas de amapola
escamas de coco tostado

Para los melocotones pochados
2-3 melocotones
2 bolsitas de té de jengibre o rooibos
1 cucharada de sirope de arce
¼ de cup o 60 ml de agua
una pizca de sal
1 cucharadita de jengibre en polvo

Para el crujiente de sésamo
1 cup o 150 g de semillas de sésamo
1 cup o 25 g de quinoa pop
½ cup o 75 g de semillas de girasol
una pizca de sal
½ cucharadita de canela en polvo
½ cup o 125 ml de sirope de arce
2 cucharadas de aceite de coco

Precalienta el horno a 170°C y prepara una bandeja con papel de hornear. Para el crujiente, pon el sésamo, la quinoa pop y las semillas de girasol en un bol. Añade la sal y la canela. Mezcla bien. Funde el aceite de coco unos minutos a fuego lento en una olla pequeña. Agrega el sirope de arce al aceite de coco y mezcla. Vierte la mezcla líquida en el bol de las semillas. Mezcla todo bien y viértelo sobre la bandeja. Alisa con una espátula y hornea durante unos 20-22 minutos o hasta que esté bien dorado. Deja enfriar del todo. Rompe en trozos irregulares y guárdalo en un táper hermético. Se conservará durante unas 2 semanas.

Para suavizar el tahini o hacerlo más líquido, añade 1-2 cucharadas de agua y mezcla bien. Agrega al yogur y mezcla.

Para pochar los melocotones, córtalos en 4 gajos cada uno. En una sartén, pon el agua y las bolsitas de té. Añade los melocotones (ponlos bocabajo), el sirope de arce, la sal y el jengibre. Lleva a ebullición, baja el fuego y deja que se cueza unos 25 minutos.

Sirve en un bol un poco de yogur y por encima pon unos melocotones; puedes aprovechar el sirope que se habrá formado para verter un poco. Añade unas escamas de coco tostado, unas semillas de amapola y dos trozos de crujiente de sésamo.

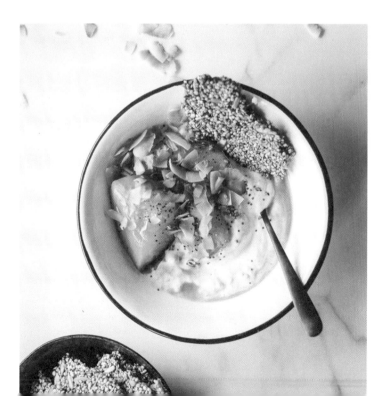

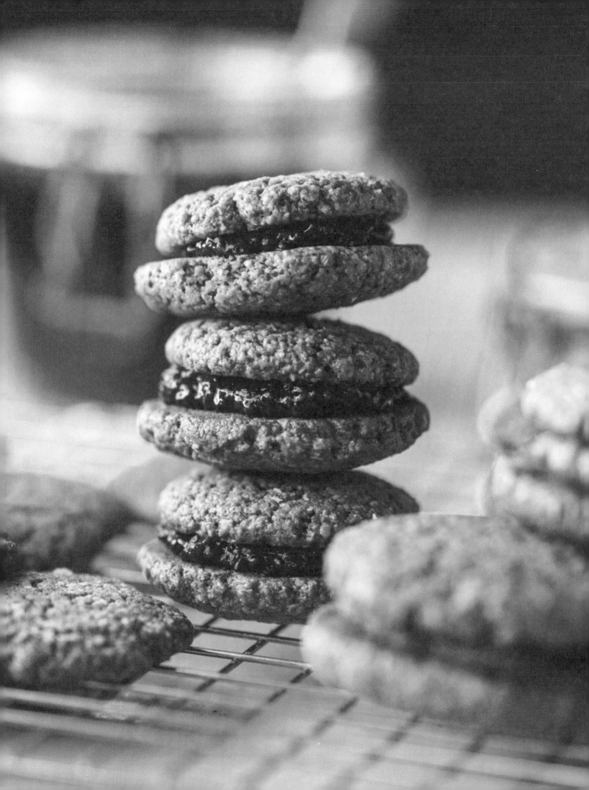

GALLETAS RELLENAS

20 minutos

15 galletas

Todo el año

Aunque nunca me he sentido atraída por las galletas procesadas ni por cosas muy dulces, alguna comí cuando era pequeña, por eso quería recrear estas galletas en una versión saludable y sabrosa. Puedes rellenarlas de mermelada de chía o de crema de cacao.

4 cucharadas de aceite de coco (derretido)
4 cucharadas de tahini o mantequilla de almendra
½ cup o 75 g de azúcar de coco
1 huevo orgánico
1 cucharadita de vainilla en polvo
1 ½ cups o 150 g de harina de avena
1 cucharadita de bicarbonato de sodio
una pizca de sal

tahinitella *(ver página 131)*
mermelada de chía, frutos rojos y remolacha *(ver página 81)*

Precalienta el horno a 180 °C y prepara una bandeja con papel de hornear. Mezcla bien la harina de avena con el bicarbonato de sodio y la sal. En otro bol, mezcla el aceite de coco con el tahini y añade el azúcar de coco, la vainilla y el huevo. Agrégalo poco a poco a la mezcla seca, sin dejar de remover. Si quieres, puedes hacerlo en un robot de cocina. Mezcla hasta tener una bola más o menos compacta.

Forma unas 30-40 bolitas con 1 cucharada de masa. Puedes aplastarlas con la parte de abajo de un vaso hasta que tengan unos 2 cm de grosor. Hornea durante unos 8-10 minutos. Deja enfriar por completo.

Rellena con un poco de la mermelada de chía, frutos rojos y remolacha, y tapa con otra galleta o bien con crema de cacao.

Guarda las galletas sin rellenar en una caja hermética. Si las rellenas, tendrás que comerlas de un día para otro.

Si quieres sustituir el huevo por una opción vegana, mezcla 2 cucharadas de semillas de chía con 4 de agua y deja reposar.

'BROWNIE' DE CHOCOLATE CON CARAMELO DE TAHINI

 35 minutos

 6 personas

Todo el año

Muchas veces lo menciono y es que, al ser medio belga medio suiza, el chocolate tiene un papel muy importante en mi vida, aunque nunca he sido muy fan de los *brownies*, porque la mayoría de los que he probado me parecen muy empalagosos. Esta versión está endulzada casi únicamente con dátiles, es sin gluten y, combinado con el caramelo de tahini, es uno de los mejores *brownies* que he probado. Palabra.

Para la base del *brownie*
200 g de chocolate negro
   (70 % de cacao, como mínimo)
12-14 dátiles (mejor tipo Medjool)
¼ de cup o 60 ml de sirope de arce
½ cup o 125 ml de aceite de oliva
4 huevos orgánicos
¼ de cup o 25 g de harina de almendra
½ cup o 50 g de harina de avena
una pizca de sal
1 cucharadita de levadura
aceite de coco

Para el caramelo de tahini
4-6 cucharadas de tahini
2 cucharadas de sirope de arce
una pizca de sal

70 g de chocolate negro
sal gorda

Precalienta el horno a 180 °C y unta un molde de unos 22 × 22 cm con aceite de coco o bien usa papel de hornear. Funde el chocolate al baño maría. Mientras, en un robot de cocina, procesa los dátiles deshuesados, el sirope de arce, el aceite de oliva y los huevos. Añade el chocolate derretido y enfriado, y mezcla. Incorpora las harinas, la sal y la levadura, y procesa solo un poco más.

Para el caramelo, en un bol, funde el tahini, el sirope de arce y añade la sal hasta obtener una textura lisa y sin grumos.

Vierte la masa del *brownie* en el molde. Por encima, reparte 9 cucharadas del caramelo de tahini. Con la ayuda de un palillo o una pajita, forma ondas en el *cake*.

Incorpora un poco de chocolate negro troceado, húndelo un poco en la masa y echa un pelín de sal gorda por encima. Hornea durante 22-24 minutos. Deja enfriar antes de cortarlo en trozos. Aunque parezca que le falta tiempo de cocción, acabará de endurecerse mientras se enfría.

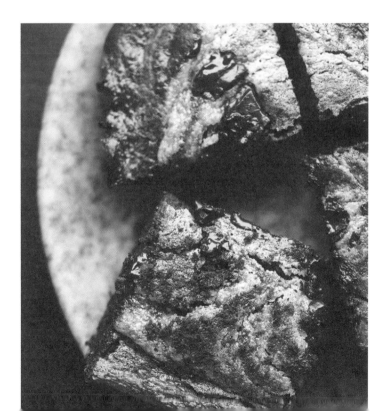

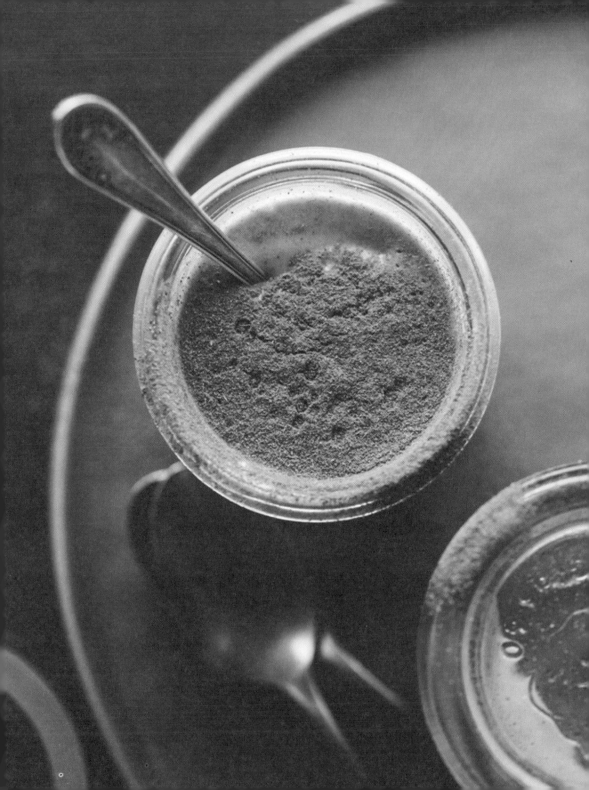

MOUSSE DE PLÁTANOS CARAMELIZADOS

8 minutos

4 personas

Todo el año

Esta mousse es todo un descubrimiento. Simplemente licuando unos plátanos muy maduros con leche de coco, mantequilla de almendra y unos ingredientes más podemos conseguir una mousse deliciosa y ligeramente acaramelada. Lo ideal es verter en unos vasitos y servir en una fiesta o en una velada con invitados. Como merienda es ideal también.

3 plátanos muy maduros
1 cucharada de aceite de coco
1 ½ cups o 375 ml de leche de coco de lata
½ cup o 125 ml de aceite de coco
¼ de cup o 60 ml de miel o sirope de arce
1 cucharadita de canela
3 cucharadas de mantequilla de almendra
una pizca de sal de calidad
canela en polvo
coco rallado

Pela los plátanos y córtalos a lo largo. En una sartén, a fuego medio, dóralos unos minutos con 1 cucharada de aceite de coco, hasta que queden tiernos y un poco caramelizados.

En la batidora, tritura todos los ingredientes más los plátanos, hasta obtener una textura cremosa.

Vierte en unos vasos o tarros pequeños o medianos. Ponlos en la nevera y espera como mínimo 2 horas. En el momento de servir, decora con canela en polvo y coco rallado, por ejemplo.

PASTEL DE TAHINI, SÉSAMO Y NARANJA

 60 minutos

 6 personas

Todo el año

Para servir con:

- *yogur tipo griego orgánico sin endulzar o con un poco de mantequilla orgánica*
- *higos frescos*
- *dukkah* (ver página 100)

Puedes tomarlo para merendar, para desayunar o llevártelo al trabajo. Guárdalo tapado con un trapo. Se conservará durante unos 2 días.

Tahini hasta de postre…

1 cup o 140 g de harina de arroz

1 cup o 100 g de harina de avena

1 cup o 100 g de harina de almendra

2 cucharadas de semillas de sésamo
    (mejor negras, por el contraste de color)

2 cucharaditas de levadura

½ cucharadita de sal

½ cucharadita de vainilla en polvo

½ cucharadita de cardamomo en polvo

¾ de cup o 180 ml de aceite de oliva

½ cup o 75 g de azúcar de coco

½ cup o 125 ml de miel

3 cucharadas de tahini

cáscara de 1 naranja

¼ de cup o 60 ml de zumo de naranja

4 huevos orgánicos

Precalienta el horno a 175 °C. Prepara un molde con papel de hornear.

Mezcla las harinas con las semillas de sésamo, la levadura, la sal, la vainilla y el cardamomo en polvo, para que no queden grumitos. En otro bol, mezcla el aceite de oliva con el azúcar de coco y la miel. Añade el tahini, la cáscara de naranja y el zumo de naranja; a continuación, agrega los huevos de uno en uno, mezclando bien. Poco a poco, incorpora la mezcla de ingredientes secos.

Vierte la masa dentro del molde, decora con algunas semillas de sésamo y hornea durante unos 60 minutos o hasta que veas que la lámina del cuchillo sale limpia y seca. Saca del horno y deja enfriar.

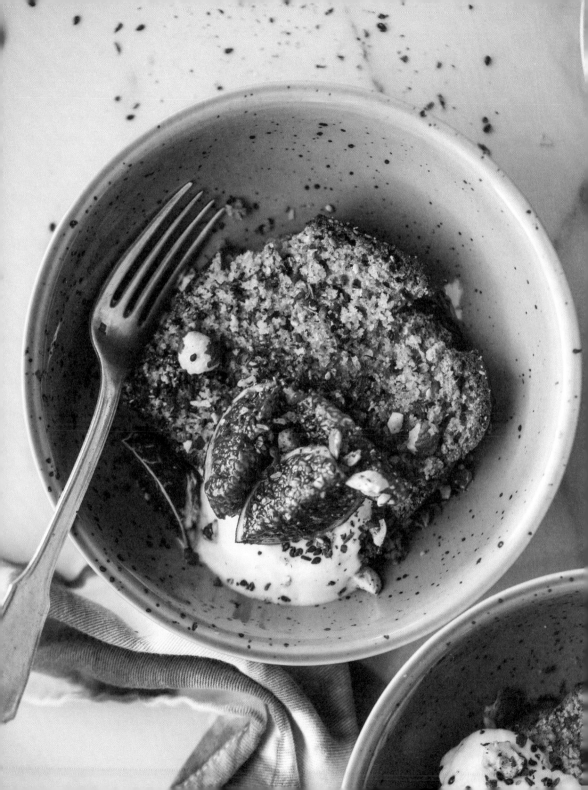

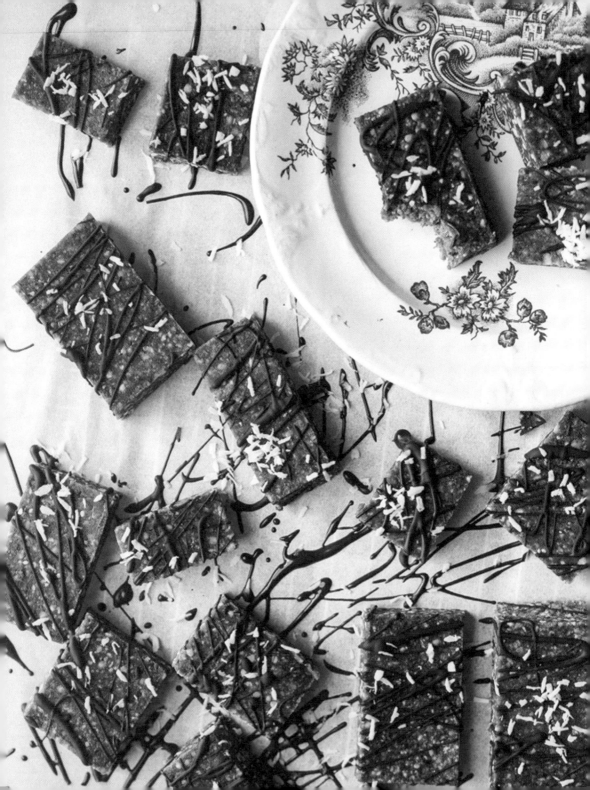

BARRITAS DE DÁTILES Y GRANOLA

🕐 **15 minutos**

16 barritas

Todo el año

¿Tienes un montón de tarros de granola acumulados en la despensa y ya no sabes qué hacer con ellos? Yo suelo probar recetas de granola y acabo acumulando varios tarros. Por eso, esta receta es genial para aprovechar esos restos y preparar unas deliciosas barritas que podrás guardar en el congelador, para cuando necesites un snack rápido que te dé un subidón de energía.

2 cups o 250 g de granola
16 dátiles (mejor Medjool)
2 cucharadas de aceite de coco
2 cucharadas de mantequilla de cacahuete *(ver página 175)*
	(o de almendra o de avellanas)
100 g de chocolate negro (mínimo 70 % de cacao)
coco rallado

Primero, procesa la granola unos segundos hasta obtener una textura más homogénea. No la piques demasiado; si no, acabarás teniendo una textura tipo harina. Añade los dátiles, el aceite de coco, la mantequilla de cacahuete y mezcla hasta obtener una bola.

Pon papel de hornear en un molde rectangular o cuadrado mediano. Vuelca la masa y alisa bien con la palma de las manos. Congela como mínimo unas 2 horas. Sácalo del congelador y forma barritas. Derrite el chocolate al baño maría, decora las barritas con un poco de chocolate por encima y coco rallado. Guárdalas en el congelador. Duran varias semanas.

LAS MEJORES GALLETAS DEL MUNDO MUNDIAL

🕐 **15 minutos**

12 galletas

Todo el año

Al volver del cole, Elliot automáticamente va a la cocina en busca de estas galletas, y es que son las mejores galletas de chocolate del mundo, rápidas de hacer y con ingredientes fáciles de encontrar. Si no quieres usar huevo, puedes sustituirlo por una mezcla de chía y agua; si no quieres emplear mantequilla, puedes utilizar aceite de coco. ¿Son o no son las mejores galletas de chocolate?

1 cup o 100 g de harina de avena
½ cup o 50 g de copos de avena
¼ de cup o 35 g de harina de trigo sarraceno
    (o de arroz o de espelta)
1 cucharada de semillas de sésamo
1 cucharadita de levadura
¼ de cucharadita de bicarbonato de sodio
½ cucharadita de vainilla en polvo
una pizca de sal
½ cup o 110 g de mantequilla orgánica
    o aceite de coco
1 huevo batido (o 1 cucharada de semillas
    de chía mezclada con 3 de agua)
½ cup o 75 g de azúcar de coco
125 g de chocolate negro troceado
    (mínimo 70 % de cacao)

Precalienta el horno a 180 °C. Prepara una bandeja con papel de hornear.

En un bol, mezcla la harina de avena, los copos de avena, la harina de trigo sarraceno, las semillas de sésamo, la levadura, el bicarbonato de sodio, la vainilla y la sal.

Derrite a fuego lento la mantequilla o el aceite de coco. Deja reposar.

En otro bol, mezcla el azúcar de coco con el huevo y la mantequilla derretida. Añade la mezcla húmeda a los ingredientes secos. Mezcla y agrega el chocolate troceado. Deja reposar la masa en la nevera durante unos 20 minutos.

Con la medida de una cuchara sopera (o una cuchara de helados), forma unos montoncitos con 1-2 cucharadas, aplastándolos ligeramente. Deja espacio entre cada galleta, ya que aumentarán de tamaño. Decora con una pizca de sal y un poco de sésamo.

Hornea unos 9 o 10 minutos, hasta que estén doradas. Saca del horno y deja reposar sobre una rejilla. Guárdalas en una caja hermética; duran unos 4-5 días (si es que no las has terminado antes).

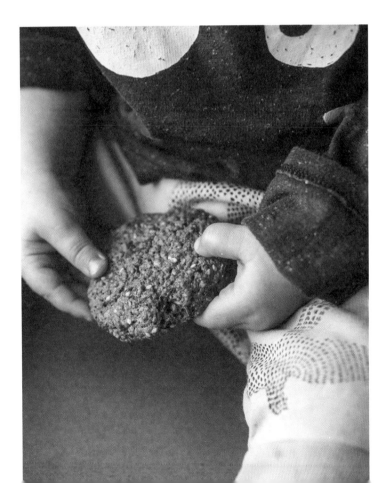

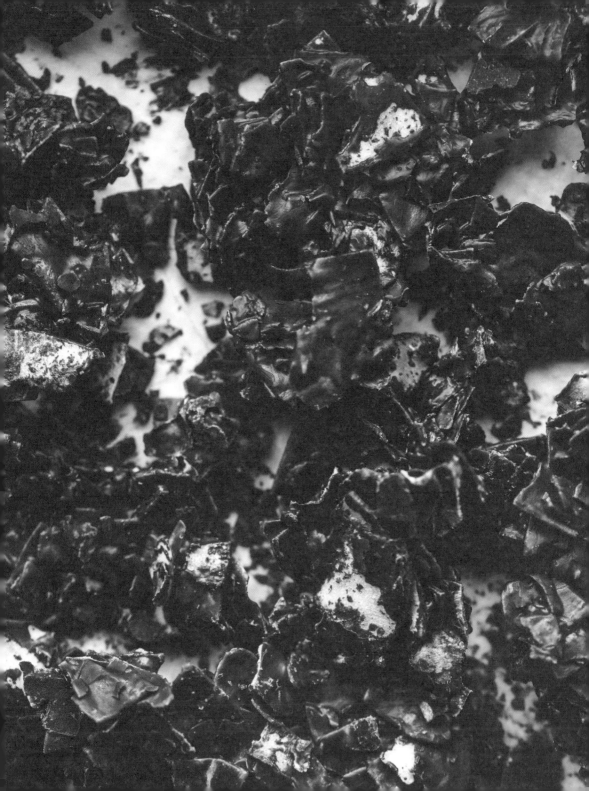

ESCAMAS DE COCO Y CHOCOLATE CON SAL

8 minutos

1 tarro grande

Todo el año

Este snack es superfácil de preparar y solo tiene dos ingredientes; bueno, tres si cuentas la sal. Las escamas de coco, hoy en día, puedes encontrarlas en muchas tiendas orgánicas. No es un producto caro y son muy fáciles de añadir a tus desayunos, *smoothies bowls* o como snack. Fácil y delicioso.

2 cups o 100 g de coco en escamas
150 g de chocolate negro del (mínimo 70 % de cacao)
una pizca de sal gorda o tipo Maldon

Derrite el chocolate al baño maría. Sobre una bandeja, pon papel de hornear y esparce las escamas de coco. Vierte por encima el chocolate derretido, mezcla bien para que todas las escamas se impregnen del chocolate, añade un poquito de sal gorda por encima y pon la bandeja en el congelador durante 2 horas como mínimo. Rompe en trozos y guarda en un tarro en la nevera.

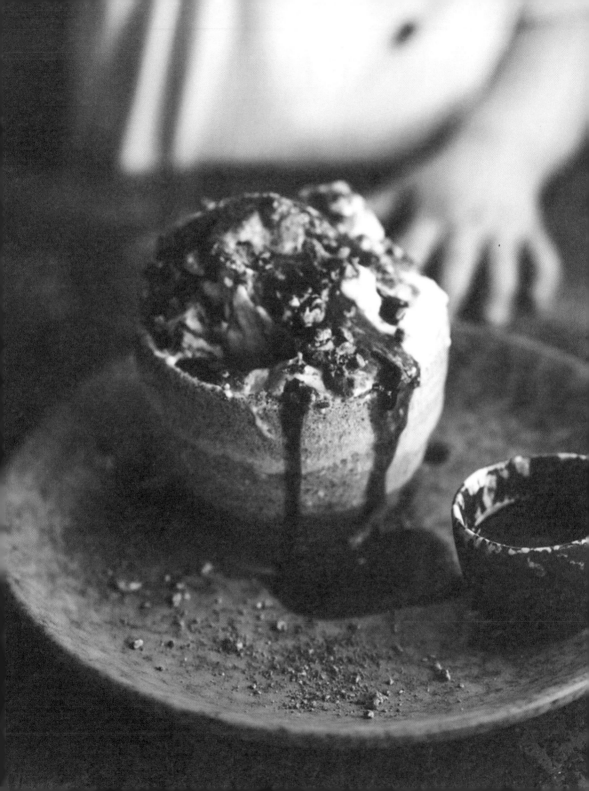

'DAME BLANCHE' VEGANA

 5 minutos

2 personas

Todo el año

Como buena belga, no podía faltar una versión de la famosa *dame blanche,* un helado de vainilla cubierto de una salsa de chocolate. Si tienes muchos plátanos maduros, puedes aprovecharlos para hacer helado. Simplemente, córtalos en rodajas y congélalos; ya tienes tu base de helado saludable.

Para el helado de plátano
3-4 plátanos maduros congelados durante
    al menos 3 horas
¼ de cup o 40 g de anacardos, en remojo
    mínimo unas 3 horas
½ cucharadita de vainilla en polvo
una pizca de sal

Para la salsa cruda de cacao
¼ de cup o 60 ml de aceite de coco
¼ de cup o 60 ml de cacao
2 cucharadas de sirope de arce
una pizca de sal
praliné *(ver página 59)*

Licua los plátanos troceados congelados con los anacardos (colados y limpios), la vainilla y la sal hasta conseguir una textura de helado. Quizá necesites una batidora potente o un robot de cocina para poder licuar los plátanos congelados.

Derrite a fuego lento en una sartén el aceite de coco, el cacao crudo en polvo y el sirope de arce, hasta que esté todo liso. Sirve en unos boles el helado de plátano con un poco de salsa cruda de chocolate y praliné por encima.

Intenta siempre congelar plátanos maduros; estarán más dulces.

BIZCOCHO DE CUMPLEAÑOS

 45 minutos

 6 personas

Todo el año

Una base de bizcocho sin gluten ni azúcares refinados.

1 ½ cups o 150 g de harina de avena
1 cup o 140 g de harina de arroz
1 cucharadita de sal
1 cucharadita de bicarbonato de sodio
1 cup o 250 ml de yogur orgánico sin endulzar
3 huevos orgánicos
½ cup o 125 ml de mantequilla derretida o aceite de coco
1 cucharadita de vainilla
1 cucharada de jengibre fresco rallado
1 cucharadita de cardamomo en polvo
ralladura de ½ naranja
½ cup o 125 ml de sirope de arce

Para la versión de cacao

Sustituye ½ cup o 50 g de harina de avena por la misma
cantidad de cacao. No pongas la ralladura de naranja
ni el jengibre fresco.

Algunas combinaciones:

- *cacao y pera*
- *cardamomo y frutos rojos*
- *manzana y jengibre*
- *frambuesas, pera y pistacho*

Sirve con mermelada de chía, frutos rojos y remolacha (ver página 81).

Precalienta el horno a 190 °C y prepara un molde redondo de unos 24 cm de diámetro. Unta el molde con aceite de coco o mantequilla.

Mezcla primero en un bol la harina de avena, la de arroz, la sal y el bicarbonato de sodio. Si haces la versión con cacao, añádelo ahora.

En otro bol, bate los huevos y agrega el yogur, la mantequilla derretida, la vainilla, el jengibre fresco rallado, el cardamomo, la ralladura de naranja y el sirope de arce.

Junta las dos mezclas. Vierte en el molde y hornea durante 35-40 minutos a 190 °C o hasta que esté dorado. Deja enfriar del todo antes de desmoldarlo y cortarlo en trozos.

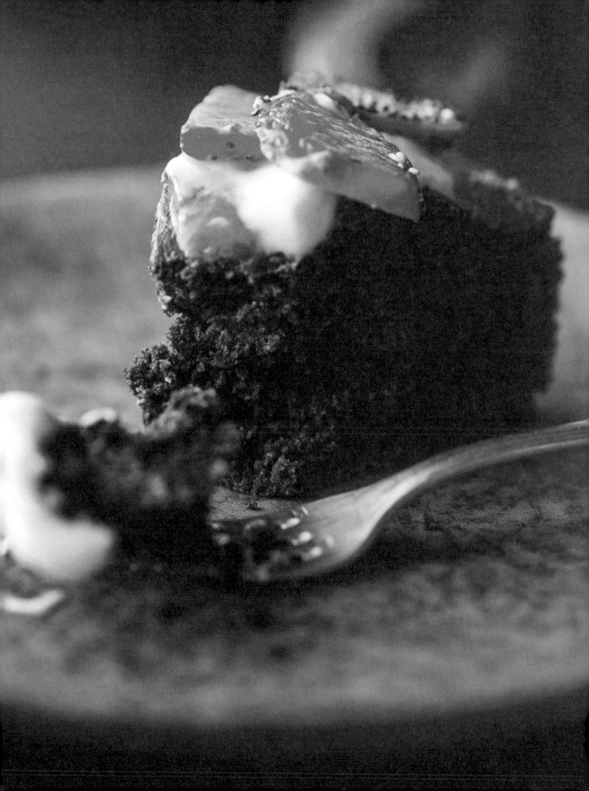

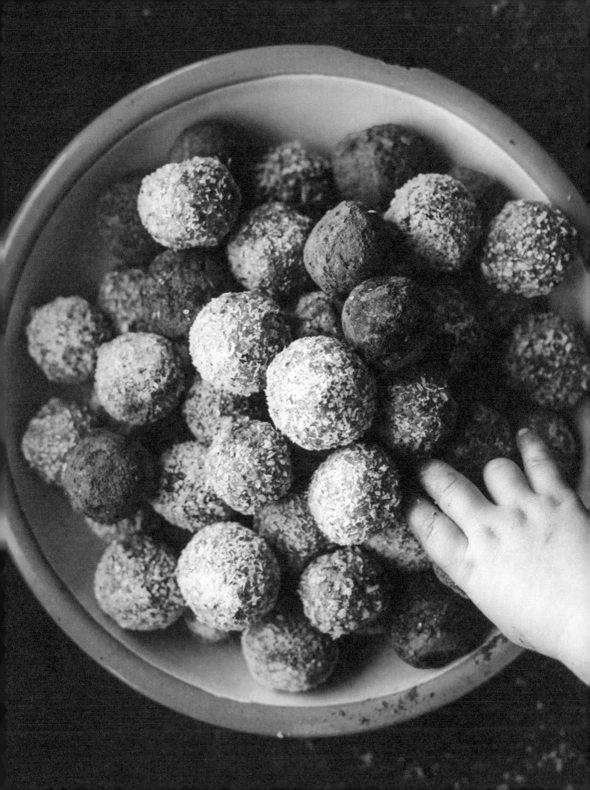

TRÍO DE TRUFAS DE DÁTILES

Lo bueno de las trufas de dátiles, también conocidas como *bliss balls*, es que puedes añadir un montón de ingredientes y obtener una trufa energética y nutritiva como snack saludable. Guárdalas en la nevera o el congelador y las tendrás siempre a mano. Te propongo 3 versiones: una con orejones, zanahoria y cúrcuma, una de doble chocolate y otra de coco y limón.

TRUFAS GOLD

  8 minutos   15 trufas

☼ 🌿 ❄ ❁ Todo el año

1 cup o 190 g de orejones
½ cup o 45 g de coco rallado
¼ de cup o 35 g semillas de calabaza
1 cup o 150 g de anacardos
1 cucharada de cúrcuma en polvo
    (o un poco menos si no estás
    acostumbrado a su sabor)
1 cucharadita de canela en polvo
una pizca de sal
2 zanahorias pequeñas
1 cucharada de aceite de coco
mix de coco y cúrcuma en polvo
    (ver página 59)

Pon todos los ingredientes en un robot de cocina y mezcla hasta obtener una masa firme que puedas manipular. Forma bolitas con las manos. Deja tal cual o decora con la mezcla de coco y cúrcuma. Guárdalas en el congelador o en la nevera si te gustan un poco más suaves. Se conservan durante 2-3 semanas.

DOBLE CHOCO

  8 minutos   15 trufas

☀ ◈ ❄ ◎ Todo el año

⅓ cup o 40 g de semillas de girasol
   tostadas
3 cucharadas de cacao crudo en polvo
3 cucharadas de semillas de chía
1 cucharada de lino molido
1 cucharada de proteína de cáñamo
   en polvo (opcional)
½ cup o 50 g de copos de avena
sal
½ cucharadita de vainilla
1 cup o 180 g de dátiles
   (unos 10-11 dátiles tipo Medjool)
2 cucharadas de aceite de coco
3-4 cucharadas de mantequilla de
   avellanas, opcional *(ver página 86)*
70 g de chocolate negro troceado
cacao
praliné *(ver página 59)*

Pon primero las semillas de girasol tostadas, el cacao, la chía, el lino, los copos de avena, la proteína de cáñamo, la sal y la vainilla en el robot de cocina y mezcla hasta obtener una textura desmigada tipo *crumble*. Vierte el resultado en un bol. En el robot de cocina, pon los dátiles, el aceite de coco y la mantequilla de avellanas, y bate bien hasta obtener una textura lisa. Añade la mezcla de cacao y semillas, y procésalo unos segundos. Por último, agrega el chocolate negro troceado y procesa durante unos segundos más.

Forma bolitas con las manos. Puedes dejarlas tal cual o decorar con praliné o con cacao crudo en polvo. Guárdalas en el congelador o en la nevera, si te gustan más suaves. Duran 2-3 semanas.

COCO Y LIMÓN

  8 minutos   15 trufas

☀ ◈ ❄ ◎ Todo el año

1 ½ cups o 135 g de coco rallado
1 cup o 100 g de harina de almendra
zumo y cáscara de 1 limón
4 cucharadas de aceite de coco
2-3 cucharadas de sirope de arce o miel
2 cucharadas de tahini
2 cucharadas de cáñamo
una pizca de sal
½ cucharadita de vainilla en polvo
coco rallado

Pon todos los ingredientes en el robot de cocina y mezcla hasta obtener una masa firme con la que podrás hacer bolitas con las manos. Decora con más coco rallado. Guarda en el congelador o en la nevera si te gustan más suaves. Se conservan durante 2-3 semanas.

'CRUMBLE' DE PERAS Y MORAS CON CREMA INGLESA VEGANA

 40 minutos

 6 personas

 Otoño

Mi postre favorito por excelencia es el *crumble*; bueno, la tarta tatin también. Cuando éramos más pequeños, íbamos con mi padre a uno de nuestros restaurantes favoritos en Barcelona. Siempre guardábamos un espacio para el postre, *crumble* de fresas y ruibarbo. Como el ruibarbo es casi imposible de encontrar aquí, suelo sustituirlo por frutos rojos, moras o bien una mezcla de peras y moras.

Para el *crumble*
1 ½ cup o 150 g de copos de avena
1 cup o 100 g de harina de almendra
½ cup o 75 g de semillas de girasol
una pizca de sal
½ cucharadita de vainilla en polvo
¾ de cup o 105 g de azúcar de coco
½ cup o 125 g de mantequilla bio o de aceite
   de coco en trozos (no líquido)

Para la base
2 peras
225 g de moras (o arándanos)
½ cucharadita de cardamomo en polvo
½ cucharadita de vainilla en polvo
zumo de ½ limón
2 cucharadas de azúcar de coco
70 g de chocolate negro (mínimo 70 % de cacao)

Para la crema inglesa vegana

1 cup o 150 g de anacardos (remojados en agua unas 8 horas)
1 ¼ de cup o 310 ml de leche de coco
3 dátiles
1 cucharadita de vainilla en polvo
una pizca de sal

Precalienta el horno a 180 °C. En un bol, mezcla las peras cortadas, las moras, el cardamomo y la vainilla en polvo. Añade el zumo de limón y el azúcar de coco. Mezcla bien y vierte en una sartén de unos 26 cm de diámetro apta para horno, o bien un molde redondo para tarta con el mismo diámetro.

Prepara el *crumble*. En un bol, mezcla los copos de avena, la harina de almendra, las semillas de girasol, la sal, la vainilla y el azúcar de coco. Añade la mantequilla bien fría en trocitos y, con la punta de los dedos, mezcla con cuidado hasta obtener una textura arenosa y con algunos grumos. Trocea el chocolate y ponlo encima de la fruta y, por encima, el *crumble*. Hornea durante unos 35-40 minutos.

Para la crema inglesa, cuela los anacardos y tritura con el resto de los ingredientes en la batidora. Sirve el *crumble* con un poco de crema vegana.

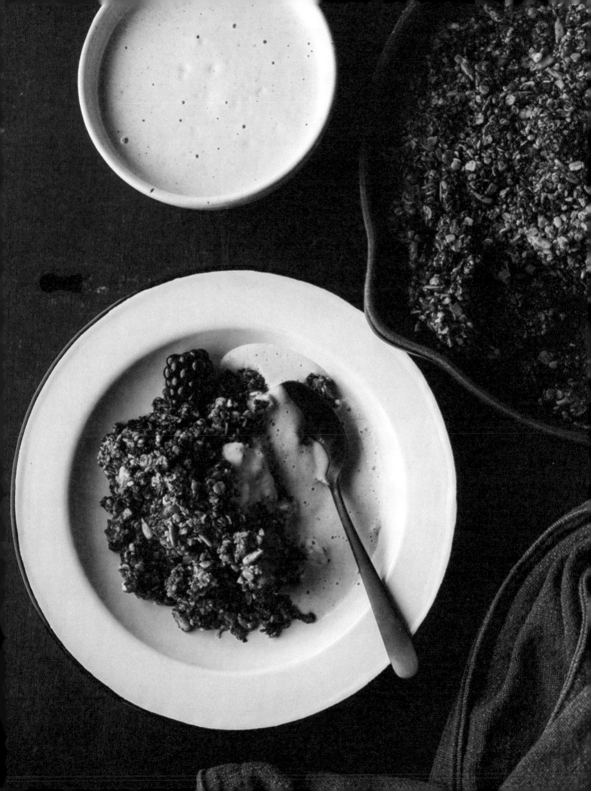

ÍNDICE
DE RECETAS

COMIDAS Y CENAS

◌ MENOS DE 10 MINUTOS

◌ MENOS DE 20 MINUTOS

MENOS DE 30 MINUTOS

MÁS DE 30 MINUTOS

POSTRES & SNACKS

ÍNDICE DE INGREDIENTES